遇见
心理咨询师

朱志慧 ⊙ 著

YUJIAN
XINLI ZIXUNSHI

首都经济贸易大学出版社
Capital University of Economics and Business Press
·北京·

图书在版编目（CIP）数据

遇见心理咨询师/朱志慧著．－－北京：首都经济贸易大学出版社，2018.3

ISBN 978-7-5638-2761-9

Ⅰ．①遇… Ⅱ．①朱… Ⅲ．①心理咨询—咨询服务
Ⅳ．①R395.6

中国版本图书馆 CIP 数据核字（2018）第 035405 号

遇见心理咨询师

朱志慧　著

责任编辑	王玉荣
封面设计	小　尘
出版发行	首都经济贸易大学出版社
地　　址	北京市朝阳区红庙（邮编 100026）
电　　话	（010）65976483　65065761　65071505（传真）
网　　址	http://www.sjmcb.com
E-mail	publish@cueb.edu.cn
经　　销	全国新华书店
照　　排	北京砚祥志远激光照排技术有限公司
印　　刷	北京玺诚印务有限公司
开　　本	710 毫米×1000 毫米　1/16
字　　数	350 千字
印　　张	18.25
版　　次	2018 年 3 月第 1 版　2018 年 3 月第 1 次印刷
书　　号	ISBN 978-7-5638-2761-9/R·16
定　　价	48.00 元

遇见心理咨询师

微信扫一扫加入

和作者面对面

将本书献给勇敢面对内心的你

自　序

心理咨询师都是很神奇的人吧?

他们聪慧、睿智，不发一言便能把人看个透彻，不需要来访者多说，便能寥寥数语指出问题所在，如佛家醍醐灌顶，使来访者豁然开朗、灵台清明，自此人生无碍。

有很多号称心理咨询师的人都是骗子吧?

一看他们那个样子，就不像想象中心理咨询师应该有的样子啊，我怎么能放心把自己、把自己的钱交给他们?

若干年前，当我开始学习心理咨询之前，我就是这样想的。

因为无法相信别人，所以，我选择相信自己。

若干年后，当我正式成为一名心理咨询师后，回顾自己曾有的想法，不禁哑然失笑。

我看到了，我对心理咨询和心理咨询师的误解;我也看到了，我曾经的警惕和防范。从一定程度上来说，这正是我自己心理问题的反映。

心理咨询师，并不是天生睿智聪慧的"神"，不需要来访者说些什么，就能在顷刻之间了解来访者的痛苦来源，然后只需三言两语，便将来访者带入光明世界。

　　心理咨询师要做的，是陪伴来访者，从来访者或者滔滔不绝或者艰涩阻滞的倾诉中、从各种表情和肢体动作反映出的情况中抽丝剥茧，让来访者明白，自己的困难或痛苦是什么原因造成的，自己又拥有哪些能力能够解决这些问题，或者选择接纳现状。

　　心理咨询师，是陪伴来访者、在现实和期望之间取得平衡的人。

　　而一名心理咨询师要能做到这些，首先，他自己本身必须经过成长，要经过一个在现实和期望之间取得平衡的过程。在这个成长过程中，他还会产生无数对自己职业发展的惶惑、对自己是否真的能帮助来访者的担心。

　　这本书，既是写给，犹如当初的我，想寻求心理咨询帮助，却又对心理咨询疑窦丛生的来访者；也是写给，犹如当初的我，那个刚刚走上心理咨询师的工作岗位，对自己的助人能力满腹狐疑的新手咨询师的。

　　这本书通过纪实的形式，记录了一位在旁人眼中本应是事事圆满、自信快乐，可自己却总觉得万念俱灰、痛苦不堪的来访者，在心理咨询师的陪伴下，从黑暗走向光明的完整历程。

　　在咨询中，来访者和咨询师各自说了什么、做了什么，都在这本书里一一坦陈出来。包括这位来访者，一开始是如何躲躲闪闪，不能面对自己的真实状况，到最后如何对心理咨询师敞开心扉，以及咨询师是怎样建立治疗联盟，尝试着将自己掌握的那些理论和技术运用到解决这个来访者的问题上去的。

　　因此，这本书就像一位魔术师揭开了魔术表演的内幕一样，将心理咨询过程进行了完全的揭秘。如果你是一位对真实心理咨询过程感到好奇的朋友，或者是一位正对自己的助人工作充满忐忑的心理咨询师新手，或者，你产生了心理痛苦，想通过阅读一本书籍来进行自助，那么，这本书刚刚好，非常适合你来阅读。

　　感谢本书的主人公"纪博雅"和"朱医生"，愿意将她们共同的真实历程，贡献出来和大家分享。大家阅读后有什么期望和想法，欢迎给 zhuzhihui@noahangel.com 来信，或在微信号"安澜智慧"后台留言。

朱志慧
2017 年 2 月

目　录

引 子

2017 年 2 月 14 日，我参加了一场婚礼，我一位来访者的婚礼。

婚礼隆重而典雅，新娘明媚娇艳，新郎俊秀温雅，在座的人并不多，均是双方至亲好友。

这场婚礼看上去似乎和普通的婚宴没什么不同，然而，我心里却明白这场婚礼的意义。

婚礼的女主角——新娘纪博雅，年过 40，已经有过两次失败的婚姻；而站在她身边的新郎，比她小 14 岁。纪博雅是经过了多少成长，才能这样有信心、有勇气，再次踏入婚姻的殿堂啊！

我仔细欣赏着新娘，她明眸善睐、巧笑嫣然、恬然安适，和 9 年多前第一次出现在我面前的那位焦虑抑郁、满脸憔悴与阴沉的女子判若两人。

那时候的纪博雅，工作上困难重重，婚姻上丈夫出轨，生活对她来说毫无希望；而现在的她，无疑已经开始了生活的新篇章。

这个历程，她是怎样走过的呢？

这个问题的谜底，也正是今天我收到邀请的原因。

我是纪博雅走过的那些艰难历程的全程陪伴者——她的心理咨

询师。

    过去，我见证过她的苦难和挣扎；现在，我来见证她的幸福和喜悦。

第一章
我的丈夫出轨了—— 我是不是有病

　　我第一次见到纪博雅的时候，是在 2007 年 9 月，那时我 27 岁，刚刚从某著名医科大学八年制的本硕博连读毕业一年，留校在其附属的、国内最高水平的某精神科三甲医院里做精神科医生。

　　那一天，我在医院的普通门诊接诊，纪博雅和她的丈夫一起走进来。

　　纪博雅那天穿了一件紫色的半旧条纹衬衫，一条深蓝的牛仔裤，身材中等，相貌端正，神色憔悴。她的头发在脑后随便绑成一个马尾辫，脸上戴着一副眼镜，没有化妆，周身上下没有一点儿装饰品。她的丈夫是个相貌端正的 20 多岁的小伙子，也戴着眼镜，穿着半新不旧的 T 恤衫和牛仔裤，有些不耐烦地跟在她身后。

　　纪博雅坐在我的面前，她丈夫坐在她的身边。坐下后，她丈夫把椅子往远处挪了挪，好像是在说："你俩谈，我看着。"

　　我看了看面前门诊手册上填写的患者的姓名——纪博雅，35 周岁，又看看眼前这位看上去只有 20 多岁的女士，一时拿不准坐在我前面的是不是患者本人，于是问道："请问是哪位就诊？"

　　纪博雅回答："是我。"

　　我心里羡慕着纪博雅外貌的年轻，嘴上按照惯例询问："您为什么来就诊啊?"

纪博雅出语惊人:"我想死!"

"哦",我点点头,保持着职业的平静:"是从什么时候起,您有的这样的想法?"

"也就这几天吧。"纪博雅神态平静,语气中却泄露出几丝愤懑。

我看看纪博雅,又看看她身旁那个仿佛一副置身事外样子的男人,大概猜测出了她前来就诊的原因。但我没有流露我的猜测,而是继续问道:"出什么事了,让您有这种想法?"

纪博雅看向她身旁那个男人,语气更加激愤:"因为他出轨了!我刚刚怀孕两个月,他就去和别人上床了。"

"怎么回事呢?"我继续问。

纪博雅苦笑:"一时半会儿我也说不清楚。一开始他可能不过是想出去玩玩,在网上找了个搞婚外情的女人,后来人家说爱他,他就陷进去了。说起来真可笑,我们邻居还一直说我俩是神仙眷属呢。我俩结婚这么久,都没怎么吵过架。要是他是和他同事什么人发生感情,我也认了,现在这样,您说算是怎么回事呢?"

精神专科医院的普通门诊,一般要解决的都是就诊者是否患有某种精神疾病这样的问题,纪博雅身后还有好几位等候看病的患者,我无法拿出足够长的时间来详细了解她的情感纠葛,只能把话题拉回到最紧迫的当下的问题。

"您刚才说您想死,是真的想,还是只是说说?"我问纪博雅。

纪博雅苦笑:"我也希望我只是说说就好了,可惜我从来就不是那样的人。医生,我真的想死,只不过,我下不了决心。我可能不会去采取什么行动,但是我觉得活着很痛苦,干什么都没有意义。"

"您以前有过这种想法吗?"我问。

纪博雅深深望了我一眼,给我一种"您这可算是问到点子上了"的感觉,她点点头说:"有过。"

"我上大学的时候,曾经谈过一个男朋友,开始谈的时候感觉并不是特别好,可是后来我渐渐信任他了,结果经过一个暑假,再开学的时候,他竟然对我说:'当朋友吧。'听到他这样说的时候,我就想立刻在他面前,从宿舍楼窗户跳下去。"

"但我正想跳的时候,忽然想起了我妈。我想到要是我死了,我妈估计也活不了了,虽然我和我妈的关系一向不好,但那个暑假我俩的关系刚刚开始缓和,我就忍住了,最后没跳下去。"

"其他什么时候,您还有过这种想法吗?"我问。

"这件事之后,我就没再那么冲动过。我想,无论我多么痛苦,我都得活着。死都不怕了,还怕活着吗?但是这些年来,我确实有些时候情绪非常低落。"

"我能记得比较明显的事还有一次,也是失恋。那是工作后的事了,当时我也觉得万念俱灰,想死。那段时间我躺在床上好几天,把窗帘都拉上,谁也不想见。后来我和我丈夫认识了,这件事慢慢也过去了。"

"在我和我丈夫的交往中,后来也有一些大的波折,但我虽然难受,却从来没有到想死的地步。"

"我情绪再次变得不好,是在博士毕业参加工作后,我总是感到压力非常大,特别累,觉得活着很没意思。我也努力说服自己,对自己说,你很好啦,你从一个外地的三线小城市靠自己的能力考到北京来,博士毕业,落了北京户口,住在不花钱的房子里,还有关系不错的丈夫,简直可以说是现世安稳、后顾无忧,你还难受什么呢?!"

"可是我就是难受，难受到了就是有人把 100 万人民币放在我面前，我都开心不起来的地步。"

纪博雅认真地看着我，说："医生，我知道这下问题严重了，因为以前我难受的时候，家里人给我钱，我是很开心的。我挺爱钱的，钱能让我感到安稳，但这次，我却想到钱都没法让我开心了，于是我觉得事情不大好了，我可能是病了。"

"我也和我丈夫谈过这些事，也想努力挣扎摆脱这种情绪，比如是不是换个工作，可是我丈夫不理解我，他一直认为我是在'作'、在'装'，在拿疾病当借口要挟他。"

"我今天来，就是想要一个明确的诊断，我想问问您，我这种情况，是思想问题还是心理问题？是我确实不够坚强，是在'作'、在'装'，还是我确实需要相应的治疗？"

"您是说很多年来，您情绪一直不好，很多次都有过想死的念头？"我确认了一下我听到的内容。

"是的。"纪博雅点头。

"您目前和别人的交往怎么样？"我问。

"我根本不想和任何人交往！同学聚会、家里亲戚聚会，我都根本不想去。我对自己很失望，不想见任何人，好几年了，都是这样。"纪博雅回答。

"夫妻生活呢？"我问。

纪博雅神色疲惫："自从我工作后，感到压力越来越大，我就没心情想这件事了。这也是他认为的我的罪状之一，他认为我是在对他表达不满，但是我真的是很累。"

"您家里有什么其他人？生过什么疾病吗？"我接着问。

纪博雅想了一下："我有两个姑姑，一个被确诊为抑郁症，一个是双相情感障碍，我妈有糖尿病和冠心病。"

我把纪博雅所说的这些内容简要地记载在门诊病历上，对她说道："按照您刚才所讲述的情况，您存在明显的抑郁情绪，需要进行治疗，可是刚才我听到您说，您现在是怀孕还不到三个月?"

"是的，"纪博雅点头。

"那您现在这种情况不适合服用药物，我建议您在我们医院预约专家咨询，进行心理疏导，最好是夫妻一起进行咨询。"考虑到纪博雅这次产生极端想法的诱因，我认为她和她丈夫进行家庭咨询是有必要的，既有利于纪博雅抑郁情绪的消除，又有利于她的婚姻关系的恢复，所以我这样建议道。

纪博雅忽然笑了笑，笑完后她对我说："我是不会在咱们医院咨询的，因为我就是咱们学校毕业的，只不过，我搞科研。如果我在这儿咨询，可能会有一些认识我导师的人说三道四。我本来就不像我们其他师兄弟姐妹那样出色，已经够对不起他了，现在再闹这一出，不是更对不起他吗?"

"您导师是哪位?"我忍不住有些好奇。

纪博雅低声说出一个名字。我听到这个名字后，不由得肃然起敬。

这位教授在业界十分知名，承担了多项国家级科研项目，曾经有两年还担任过我们医院的领导职务，但他为了专心搞科研，做了两年领导后就辞官不受了。众人对他的这个行为评说不一，有赞叹的，有钦佩的，也有说他傻的。我个人十分欣赏这位教授专心科研工作、不愿心有旁骛的态度。

俗话说爱屋及乌，因为对这位教授的仰慕，我接下来看着纪博雅又觉得亲近了几分。我不由带着些同情问她："那您接下来准备怎么办?"

　　纪博雅迅速领会到我对她的善意，眼中冒出两点泪花："我先回去和他谈谈再说。"

　　我转向纪博雅的丈夫："您的意见呢?"

　　我注意到刚才我说纪博雅确实存在抑郁情绪的时候，纪博雅的丈夫明显愣了一下，但是现在听到我这样问他，他却也没有表示出什么想积极参与治疗的态度，而是说："我俩回去商量了再说吧。"

　　我看到纪博雅丈夫的这个态度，心里喟叹一声，看起来，这个男人并不准备积极挽救他的婚姻，也并不真正关心他的妻子。但是，我也只能尊重他俩的选择，于是我让他们夫妻俩按照程序，在门诊病历上注明"患者选择不服药"的字样下面签署了各自的名字。

　　当他俩签字的时候，我终于还是没忍住，对纪博雅的丈夫说："都这么大年纪了，孩子都有了，外面那些事，玩玩就算了，该回家就回家吧。"

　　纪博雅的丈夫耸耸肩膀，对我的话没作反应。纪博雅也没有因为我说的话而对她丈夫乘胜追击，她深深望了丈夫一眼，又回头向我表达了谢意，就和丈夫一起离开了。

　　在纪博雅离开诊室的时候，我知道他们不会再来我的诊室了。不过，我并没有想到，多年之后，我还会再见到她。

第二章
催眠课上的觉悟——我的妈妈讨厌我

　　我再见到纪博雅，是在 2009 年 12 月底，时间已经过了两年多。

　　那时候，我因为观察到很多有心理痛苦的人，他们的问题仅仅靠精神科门诊是不能解决的。比如我们医院，虽然也开设了心理治疗的门诊，但一方面，由于我们医院是精神科专科医院，所以一些说是心理治疗的门诊，实际依旧是以精神科药物治疗为主；另一方面，渴望进行心理治疗的患者实在是太多了，多到了即使是提前几周挂号，也难以预约到合适的能做心理治疗医生的地步。

　　看着医院门口下班后仍然排着的长长的队伍、为了挂上第二天的专家号连夜等待的人群，看着那些在药物治疗达到稳定状态后如果能接受到合适的心理治疗，精神状态就会得到极大缓解并减少复发的患者，看着那些如果在心理问题萌芽的最初就能接受到适当的疏导、可能就不会在随后产生严重精神问题的求医者，我从内心深处萌生了系统学习心理咨询，以更好地为这些患者服务的想法。

　　因此，我利用工作之余的时间，踏上了学习心理咨询的道路，我和纪博雅的相遇，便是在这样一次对心理咨询课程的学习中开始的。

　　这是一次催眠的课程，一开始，我见到纪博雅的时候，并没认出她来，只是觉得她有些面熟，似乎在哪里见过。

这时候的纪博雅，看上去有 30 多岁，身穿一件墨蓝色的戴帽羽绒服，一条深褐色长裤，穿着一双有些变形的、布满尘土的深褐色棉鞋，头发在脑后随便束成一条马尾辫，戴着一副眼镜，相貌端正，身材臃肿，面容憔悴。

她感觉到了我的注意，向我这边回望过来，然后，迟疑地向我点头致意，却没有过来和我打招呼。她的回应让我更加怀疑，我俩见过，但我实在想不起来具体见面的场合，为了避免唐突，我也没过去和她打招呼。我本来以为这件事就这么过去了，却没想到，在接下来两天的学习中，纪博雅的一系列举动让我无法将她忽视。

她在课堂上表现出了良好的理解力、强大的领悟力、敏锐的反应力。无论是理论学习还是实际操作，她都完成得非常出色。在她全心全意投入学习的时候，她表现出一种自信满满的状态，似乎有一个光芒四射的灵魂随时要从她那具平庸的躯壳里破壳而出。

然而，在闪耀夺目的同时，纪博雅并不讨人喜欢。

在课堂上，当大家进行一些讨论的时候，对于我们这些人偶尔冒出的"蠢话"，她虽然表面含笑，貌似谦虚友好，但那仿佛不经意投过来的眼神中，却蕴含着无穷的高傲。那种潜藏在她骨子里的傲慢与桀骜不驯，让我感受到一种隐隐的压力和愤怒！

这种感觉让我暗中决定："不管她是谁，我也不想知道，以后，我也不准备和她有任何交往！"

然而，无论当时的决定是什么，生活总是在随时变化的，当生活现状变化后，那个时候的决定也会随之变化——仅仅在两天后，在一次团体催眠的体验课后，我原来的那个决定就改变了。

那次团体催眠课上，纪博雅正好坐在我的身边。当时老师给大家的引导语是："请想象你童年的那些美好时光，比如，在母亲的带领下进入一个美丽的花园……"

大家随着老师的引导，似乎都很快进入了催眠的状态中，可是，纪博雅却一反常态地无法安定下来，好半天了，虽然闭着眼睛，我依然能感到从她那个方向传递过来的烦躁不安，这让我也难以安定下来。

我感到非常奇怪，心想："今天这个团体体验，对于她来说，想来应该不算困难吧?"不管我们大家现在有什么烦恼，谁在童年时没有过一段美好光阴呢? 尤其又是和母亲在一起。对纪博雅的好奇分散了我的注意力，我悄悄把眼睛睁开一条缝，暗中观察起她来。

从她身体的姿态和面部表情上能看出，纪博雅对自己的这种状况似乎也很不解。她反复努力着想进入到老师诱导的那种场景中去，几分钟后，阻隔好像被打破了，她安静下来，仿佛进入了状态，然而，几乎就在一瞬间，情况便发生了变化。

她开始哭泣!

一开始，她只是无声地流泪，后来那眼泪便越流越凶。可能是怕打扰大家，她虽然哭得全身都在不停地抖动，却依旧压抑住了哭泣的声音。

老师显然也注意到了这一幕，不动声色地改变了引导词："现在，想想自己拿着一个气球，尽力地把它吹起来，把你所有的愤怒、悲哀都吹进去……好的，当这个气球被吹满了的时候，把它放走。接着来吹下一个……好的，做得很好，继续吹，直到你所有的不良情绪都离开了你……"

纪博雅果然聪明，几乎是立刻就意识到这段引导词是特意为她进行的，她努力配合着。随着几次深呼吸下来，纪博雅刚才那种像火山爆发般的情绪缓缓得到了平复，虽然依旧是泪流不止，然而，身体的抖动却慢慢停了下来。

催眠体验结束后，大家都回到现实中，老师请各位有意愿的同学分享刚才的经历，大家都各抒己见，纪博雅在一边继续流泪。我心里实在不忍，便向她递过几张面巾纸，她接过面巾纸，努力想对我微笑，却笑得很难看，她那种遮掩不住的痛苦和悲伤让我也有些不知所措。

在大家发言快要结束时，纪博雅举起了手，说她也要分享。我很惊讶，但也正中我下怀。因为我很想了解，为什么一段本该是带来轻松愉快心情的催眠引导，会引起一个人那样痛苦剧烈的反应。老师也表示了同意。

她说道："我的情绪不好已经持续很长一段时间了，大概有三五年。我一直不知道自己为什么这么苦恼，因为从表面上来看，我过得还不错。

我毕业于国内数一数二的名牌大学，拥有最高学历。我曾经有一份事业单位的稳定工作，有一个对我曾经百依百顺的丈夫，住在一套已经付完贷款的房子里。我还拥有很多人都渴望拥有的北京户口……"

这些内容是如此熟悉，终于在我脑海中唤醒了相关的记忆！

我想起来了——这是纪博雅，我所尊重的某位教授的学生，她在我那儿就过诊！

我看着纪博雅，心里涌现出好多问号。

怎么才两年不见，她就好像老了10岁?！我至今依然记得第一次我遇到她，看到她实际年龄已经35岁，可看上去只有20多岁时，我心底的艳羡。

还有，她后来到底有没有到别处去进行心理咨询啊？

另外，她和她丈夫的关系怎么样了？

但是，望着纪博雅现在的样子，我又想，或许这些问题都不必再问了吧？

因为，如果她过得很好，她现在就不会是这个样子。

我在心里叹了一口气，继续听纪博雅分享。

纪博雅说道："尤其是我那份看上去让人羡慕的事业单位的工作，对我来说，就是一座牢笼！我就像个滥竽充数的南郭先生，日复一日重复着我根本就不可能有所成就的工作，还要时时提心吊胆被剔除掉。"

"我把自己的苦闷告诉朋友和家人，可他们没一个人理解我，都说我无事生非、杞人忧天之类的。我也劝过自己很多次，让自己看看那些不如自己的人，可是没有用！我总是莫名其妙地不安和担心，没办法享受当下的生活。我总觉得自己活得毫无价值和意义！"

"我不知道怎样才能解除自己的痛苦，所以开始参加一些心理学方面的学习，比如这次催眠课。"

"在今天这节催眠课以前，我按照马斯洛的'需求层次假说'来分析自己，一直以为自己之所以这样痛苦，是因为我想'自我实现'，却又无法达到那样的目标。可是通过刚才的催眠，我才发现，我不是。"

纪博雅继续说道："刚才老师让大家回忆小时候和妈妈在一起，被妈妈带着去一个美丽的花园的时候，我不知为什么，就是没有相关的记忆。我觉得很奇怪。"

"因为我分明记得，我妈妈肯定是带我去过类似地方玩过的，于是我努力地想啊想，想努力沉浸进去，结果，最后我想起来的，不是一件愉快的往事，而是一件伤心的往事。"

"那大概是在我四五岁的时候吧，那时候，每到周末，我父母都会带着我和我姐姐，一家人一起回爷爷家去过星期天。可有一个星期天，我妈对我说，爷爷家有事，她忙不过来，于是把我送到了我姥爷家。我当然是舍不得离开妈妈的，可我也不愿意不听妈妈的话，就问她什么时候才来接我，她最后对我说，12 点就来。"

"我不太情愿待在我姥爷家，因为我从小去的次数不多，和姥爷家里人都不熟，那边没书看，也没人和我玩。于是我一直看表，等着妈妈来，结果等到 1 点，妈妈也没来。我就对我姥爷说，我要去找我妈。"

"我姥爷开始不答应，但是我很坚持，除了找我妈，什么也不做，也不吃饭。我没哭也没闹，只是怕正吃着饭，妈妈来了，我走不了。姥爷他们说他们不认识路，我说我认识。最后他们没办法了，就叫了我舅舅家一个表哥，让他跟着我，看我是不是真的能回去。"

"后来，我就带着这个表哥回了我爷爷家。"

"我的出现让爷爷家的人都很惊讶。我爷爷奶奶没理会我，忙着招呼我表哥；我呢，一门心思只想着找我妈，但我妈就像没看见我一样。"

"我想，我是不是给我妈带来麻烦了啊？就悄悄问我姐姐，家里的事办完没有？结果我姐告诉我，今天家里什么事都没有。我以为姐姐在和我开玩笑，又找了别人问，结果大家都说家里没什么事，也没人来。"

"我很迷惑，但我还是去找妈妈了。我以为妈妈看见我会很开心，会说：'哎呀，我的宝贝，妈妈忙得都没顾上去接你，你自己回来啦，真好，省得我跑路了。'"

"我没想到，等我好不容易找到妈妈后，我妈根本没表现出任何喜悦，反而是恶狠狠地瞪了我一眼，说：'老子一脚端死你！'"

纪博雅说到这里，又开始流泪，哽咽道："我本来都忘了这件事了，但在刚才的催眠过程中，我忽然把这些都想起来了。我深深体会到了当时我妈妈对我说要端死我时，我那种无边的恐惧。"

"我不认为那是她的一句气话，我想，她是当真的！我知道她也许不会杀死我，但她一定会毒打我。我吓坏了！"

"我去找我爸爸，担心地问他：'我妈说要踹死我，怎么办啊？'可是父亲不以为然，只是淡淡地看了我一眼，什么都没说就走开了。"

"那一整天我都提心吊胆，想尽量把自己藏起来，直到晚上睡觉的时候，没人再提这件事，我才放下心来。"

"我以为这件事对我没什么影响，因为这么多年，我都把它忘了。可刚才，不知怎么回事，它自己就出现了！而且，随着这件事情被想起，我还想起了其他的几件事。那些事都和这件类似，都是在我毫无防备，或者主动和妈妈接近的情况下，她推开我，做了伤害我的事。"

"想到这些，我忽然明白了，原来，从小我妈妈就嫌我多余！我就是她的耻辱！一个被自己母亲看成是耻辱的人，如果不做些能给母亲带来荣耀的事，怎么有资格活在这个世界上?！"

"如果照这样看，马斯洛需求层次理论是说得通的，我的苦闷不是来自于想'自我实现'，而是时刻在寻找生存的价值！在今天之前，我没想到催眠居然真的这样神奇，它帮我对自己加深了理解。谢谢大家！谢谢老师！我的分享完了。"

纪博雅的分享让我有些震撼。说实话，在这次催眠课之前，我对于催眠也一直是一种将信将疑的态度，如果不是因为之前我认识纪博雅，今天她的分享，说不定会让我认为她是培训机构事先安排好的一个托儿。纪博雅的坦诚陈述，让我开始相信了催眠的效用。

看起来，催眠确实能引导人寻找到埋藏在自己潜意识中的事情，我也对纪博雅这种敢于在众人面前剖析自己心灵的勇气表示钦佩。

让我感到奇妙的是，当我由衷地开始对纪博雅心生钦佩时，这几天来，我感受到的那种来自纪博雅的压力和我对她的反感，居然在不知不觉中烟消云散了。这让我意识到，起初我不喜欢纪博雅，有可能是因为我一直存有和她一争高下的念头，有一种"我必须是最好的那个"的想法。

我想，是不是在某种程度上我和纪博雅一样，也有一种对生存价值的焦虑？而现在，在我承认了她比我出色的地方，不再想和她竞争的时候，我的焦虑也就消失了？

这次对催眠的学习，我收获的不仅是对于催眠理论和技术的了解，还收获了部分对自己的认识和觉察。

第三章

发生了什么——变成美女了

    我第三次见到纪博雅的时候，时间又过去了差不多 8 个月，这一次，我依旧没能一下子就认出她来。

    那是 2010 年 8 月中旬，我正式学习心理咨询一年后。那天，我去参加心理咨询师资格考试的考前答疑，参加答疑的学生非常多，几乎坐满了整个阶梯教室，整个早上，老师和同学们的互动不断，我并没有注意到纪博雅。

    中午，很多人都坐在座位上吃盒饭时，一名女同学施施然走上讲台，面对大家，开口说道："今天上午我从大家对老师提出的疑问中看到，大家对心理测量中一些有关计算的问题特别关心，而且经过老师的解答，似乎对这些题仍然没能完全理解。去年我通过了心理咨询师三级的考试，对这些计算题的做法有一些心得，现在我和大家分享一下。"

    说完后，她就拿起粉笔，转身在黑板上写起考试常出的那几个类型的心理测量题目来。

    教室里一时之间鸦雀无声，随后学员们开始低声窃窃私语、互相打听起来："哎，这是什么人啊？""是啊，怎么回事啊？""不知道啊？"

    在一片疑惑声中，教室后面负责值班的工作人员快步走上前来，打开话筒，递给了这名女同学。

女同学接过话筒，微笑着向工作人员道谢后，放开声音对学员们讲解起相关的题型来。她显然对自己要讲解的东西了然于胸，一边讲解着，一边用眼神与全场互动，不时鼓励同学们提问，一副不把问题讲清楚就不罢休的姿态。

我端详着讲台上的这名女同学，她身材苗条，面容干净，头发烫得微弯，蓬松整洁地散落在肩上，颈间垂着一根银白色的嵌蓝宝石项链，身穿一套黑色职业套裙，言语清晰干练，态度从容不迫。

当这位女同学的眼神扫到我这边时，她对我微微一笑，用眼神和我打了个招呼，这让我意识到，她是认识我的。可是，她是谁呢？我没能认出来。

这位女同学讲完题目后，有一些同学围上去继续提问，在大家都得到满意的答复散开之后，这位女同学走向我，对我笑道："朱医生，您好，我是纪博雅，您还记得我吗？"

纪博雅！

我吃了一惊，这是那个 8 个月前还憔悴不堪、臃肿灰暗的纪博雅吗？

我仔细看了看，果然是她！

那么，在这 8 个月里到底发生了什么，让她发生了这样巨大的变化？

我心里生出一个大大的问号。

下午课程结束后，我特意等到纪博雅，问她："从咱们上次见面到现在，才 8 个月，你好像变了很多，能不能告诉我是什么原因啊？是不是你学习心理咨询的效果？"

我知道自己的问题非常冒昧，可是，我真的太想知道答案了！

在今天之前，虽然我经常能在临床上接触一些来访者，但是，我还没从头到尾地分析过一个完整的案例，没能看到来访者咨询前后这样巨大、鲜明的变化，纪博雅的变化震撼了我！

纪博雅笑着回答："我认为是的吧。我感觉第一次对我有所触动，促使我开始产生变化的，就是那次催眠课。"

我知道她说的是哪次催眠课，便忙点了点头，接着问道："讲讲看，那次催眠课怎么促使你开始变化了？"

纪博雅回答说："在那次催眠课的分享中，我不是对大家说了吗？我以前情绪不良，可能是因为我一直生活在一种恐惧中，总怕不做些什么就会随时被剥夺生存权，所以事后针对我这种恐惧，我想了想，问我自己'事实是不是这样？人是不是必须做些什么有价值的事才有生存权'？我发现事实上不是的。"

"有很多国家都制定了法律，第一声明要保护的，就是人的生存权；甚至主张，当人还是个胚胎的时候，就有权利生存了。这是不是能说明，不管是我还是其他什么人，都不是必须做些什么，才能有权利生存呢？"

"德国纳粹的集中营里，采用的才是'有价值的人被留下来，创造不了价值的被消灭掉'的这套标准，这是为人类所唾弃的，我干吗要对自己像纳粹那样不人道呢？"

"想到了这个，我感到焦虑锐减，有一种安定的感觉从心底油然而生，那种惶惶然不可终日的感觉一下子没有了，于是能安下心来做一些事了。"

"另外，那次催眠课后，可能是因为我哭得太厉害的原因，我头疼得特别厉害，接下去的课，我都没怎么听。为此，我对老师特别有歉意，我很怕老师会因此不高兴，认为我不尊重他，是在拆他的台，所以下课的时候，我特意去向老师道歉。"

"没想到老师说，他根本不会因为我表现得怎样而有什么想法，我听不听课是我自己的事。我听到他这样说的时候，真的是好吃惊啊！"

"我站在那里愣了一会儿，然后想想，也对啊，我不过是学生中的一员，老师如果相信他自己已经做到了自己该做的事，那他根本不必因为一个学生异样的表现而对自己有什么怀疑。"

"这段对话点醒了我，让我意识到，原来有时候是我想多了。我总在意自己的表现，认为我可能对别人造成了影响，但事实上，我不是造成问题的原因！"

"接着我就想，我在生活中的其他方面会不会也是这样？一直在为很多根本不需要我负责的事负责？事实上，很多时候，别人的不良情绪或不良表现都和我们无关，那是他们自己遇到什么事了。我把这些与己无关的事都背在自己身上，能不累吗？想到这些，我顿时又感到轻松了好多。"

"那次课的第二天，我就开始把自己打扮靓丽了。"

我思索着纪博雅说的话，感觉很有道理，"生存"对于每个人来说都是第一顺位需要考虑的问题，而装饰打扮排位是靠后的，当"生存"的问题需要我们时时刻刻提心吊胆来考虑的时候，我们哪儿会有精力去做别的事?!

此外，当一个人的精力全放在"我需要为别人负责"上时，这个人当然也是关注不到自己的需求的，而且还总是处于一种提心吊胆的状态，只有放下过分的、对他人不满的防范心理，这个人才有可能注意到自己的生活。

看起来，对心理咨询知识的了解，果然对纪博雅起了很大的作用。

本着一个好学的求知者的态度，我继续问道："那次催眠课后呢？还有没有什么事情帮助了你？"

纪博雅说："嗯，还有的。"

"那次催眠课后，我忽然变得勇敢了，我想，我必须再做些什么，来进一步改变自己的状态，于是就鼓起勇气联系导师帮助我。导师推荐我参加了一个创伤治疗的工作坊。在那个工作坊里，发生了不少事，有一件事，让我记忆最深刻！"

纪博雅告诉我，在那个工作坊里，学员们在学习完相关理论、进行实际操作的演练时，她和一位40多岁的大姐分在了一个小组里。那位大姐格外认真，一定要把每个细节都琢磨清楚了再开始操作。纪博雅很不耐烦，嫌对方啰唆，就毫不掩饰自己的急躁，意图激怒对方，或者让对方有所改变，总之，达到不和这么啰唆的人合作的目的。

然而，无论纪博雅怎么不耐烦，这位大姐都一直很平静。她只是把关注点放在自己不清楚的问题上，丝毫没有表现出对纪博雅恶劣态度的在意，即使督导来过问的时候，她也只是说，她只是有些问题还不清楚，在和纪博雅认真讨论而已。

纪博雅百般挑衅，都没有得到反击，这让纪博雅意外，也感化了纪博雅。

她有生以来第一次开始相信，世上的人并不是都在时刻挑剔她、与她为敌的。有时候，即使她向别人挥动武器，也会得到宽容和接纳。

这位咨询师的态度使纪博雅认识到，真实的世界，和她原来心里以为的那个不一样。这个世界上，还是有能善待她的人的，只不过，是以前的她没能遇到而已。

纪博雅意识到这些后，诚恳地向对方道了歉，她们顺利合作完成了演练。

另外，在那次学习中，纪博雅还发现了自身具备的一些力量，比如她的生命力，那种处于困境不肯屈服、顽强求生的精神，让纪博雅对自己的未来有了一些信心。

说到这里，纪博雅停下来沉思了一会儿，她点点头道："现在想一想，那次学习对我来说还真的是挺重要的。它对我产生的效果，比我预期的大。"

"我就像一个来访者，掉进了一群心理咨询师的包围中，每天的练习说是在演练，实际上却和接受了一次次短程的治疗无异。我想，我的转变主要得益于此吧？"

从纪博雅的这段讲述中，我听到了一个故意挑衅的小女孩遇到了一名不为她的挑衅行为所影响的咨询师，然后这位咨询师用自己的接纳和镇定打破了这个小女孩对身边世界固有看法的故事，显然，这件事对这个小女孩的成长起了重要作用。

然而，我还不满足。

虽然我已经相信了心理咨询的作用，但，我也知道，心理咨询要起作用，既要有针对性，又要有规律性，还要坚持不懈。而纪博雅和心理咨询的接触看起来并不怎么符合这个规律。

纪博雅的领悟力是很高，但是，仅仅8个月的时间，她就从曾经那样一名回避和人交往、形貌臃肿、暮气沉沉的中年妇人，转变成了现在这样一位主动和人分享学习经验、穿着入时、神采奕奕的靓丽女性，这是不那么正规的、没什么针对性的心理咨询就能达到的效果吗？

于是我继续追问："还有呢？"

纪博雅看着我，忽然笑起来："朱医生，你也在学习心理咨询是不是？"

这是一个明知故问的问题，去年我们在催眠班相遇的时候，纪博雅已经知道我开始学习心理咨询了，她这个时候这样问我是为什么呢？我很疑惑。

纪博雅并没有让我疑惑很久，她接下来就说道："我也有个问题想问你。"

她停顿了一下，有些忸怩，有些迟疑，但也有掩饰不住的兴奋："您是知道我的婚姻情况的，我现在虽然和丈夫还没离婚，但已经分居快三年了，现在我遇到一个人，我不知道我该怎么办。"

"你说的，不知道该怎么办是指的什么？"我想弄清楚她话里的意思。

"嗯，"纪博雅的态度平静了一些，她想了想，说："我不知道他对我是真的还是假的，我不知道怎样对待这份关系，我不知道，我该是试着认真，还是干脆结束。"

这时候，管理教室的老师再次来到教室门口，催促大家该离开了，于是我一边收拾书本笔记，一边根据自己这段时间所学的那些心理咨询技能的皮毛，匆匆回问纪博雅："那你的感受是什么？和他在一起的感受。"

"我不知道，你看，他今天本来说和我一起来上课的，可他却没来，我不知道这是怎么回事。"纪博雅也边收拾东西边站起来。

"感受，我说的是'感受'，"我和纪博雅一起往外走，提醒她，"你说的是你的想法，但感受里还包括情绪，我想问的是那些情绪，比如喜悦、悲哀等等的。"

"情绪？"纪博雅按照我的指示边走边想，匆忙之间回答道："愤怒！我感到了愤怒！"

"愤怒？"纪博雅的回答让我感到惊讶，和一个人在一起，如果感受是愤怒的话，这段关系是怎么维持的？

但还没等我来得及继续提问，她的手机响了起来，她看了一下手机屏幕上显示的来电号码，刹那间洋溢起喜悦："朱医生，我们今天就先谈到这儿吧，我有些事要先走了。"

我和纪博雅的第三次见面就这样匆匆结束了。

这次和纪博雅的见面让我再次确信了心理咨询对人的帮助作用；同时，纪博雅对她成长经历的无私分享，再次给我留下了深刻的印象。我被纪博雅吸引了，对她产生了好奇。

我回想了一下今天我和纪博雅的谈话，意识到在最后纪博雅问我有关她新交往对象问题的时候，她心里对自己的行为是不认可的，因为她特意强调了和丈夫的分居，而她身体的姿势在那一瞬间明显也比较僵硬，表现出了一种防范，神情上也表现出了羞愧。

而在我什么都没追问，也没任何态度上的变化，只是问她有何感受的时候，她明显松了一口气。

不过，我们最后的对话中出了些明显的误差，当我问她的感受是什么时，我指的是她和对方交往的感受，可纪博雅回答我的，却似乎是对那个人说要和她一起上课却没有来这件具体事情的感受。

我并不着急去纠正这个误差，因为考前答疑还没有结束，明天，我和纪博雅还会再见面的。

第四章

我想要爱情
——相差十几岁的姐弟恋是可能的吗

第二天上课的时候，我特意和纪博雅坐在了一起。她看上去似乎很愉快，但那种愉快中却夹杂着一些焦躁。在全天的课程上，她都明显不在状态，隔一会儿就看看手机，隔一会儿就看看手机。

课程结束后，我问她："你今天怎么了？"

纪博雅叹了一口气，轻轻咬着下唇，好半天才下定决心般问我："你说，像我这样一个 30 多岁的女人，还可以和 20 多岁的男人交往吗？"

我不知道该怎么回答。

从道德上来看，我当然不认为 30 多岁的女人和 20 多岁的男人交往有什么问题，只要这是他们彼此双方的真实意愿；可是，从现实生活上看，我对这种交往的最后结局不抱乐观态度。纪博雅作为一个教育背景与我相似的人，她的观念和我应该差不多吧？

那么，为什么，她会问我这样一个问题？

纪博雅显然看出了我的态度，她了然一笑，自我解嘲道："我和你想的一样。"

"朱医生，在我参加了昨天对你讲的那些学习后，有一段时间，我的情绪好多了，但是，我心里还是觉得空落落的，没办法全身心投入生活。我不知道自己活着是想要什么。"

"钱？权？社会地位？在我看来，这些东西都是身外之物。在我痛苦的时候，它们一点儿忙也帮不上。"

"我想来想去，想了很久，忽然有一天我明白了，可是，这个答案更让我沮丧。"纪博雅盯着我，非常认真地说道："朱医生，我发现，原来我想要爱情。"

纪博雅摇头道："说来惭愧，我虽然已经结过两次婚，可是这两次婚姻的目的都不是为了爱情。"

"我第一次结婚，是在我和大学男友的所谓恋情结束后。那时候，我认为我的爱情已死，嫁给谁都一样，同时又特别想要一个自己的家，好向世界宣布自己的独立。在这种情况下，我和单位同事介绍的一个人仓促结婚了。"

"婚前我就很犹豫，感觉我俩不是很合适，但对方追得很紧，上班守在单位，下班守在宿舍，我不太会拒绝人，后来又因为一些其他原因，我勉强和他结婚了。婚后各种矛盾果然层出不穷，5 年后，这次婚姻破裂了。"

"这 5 年里，我对婚姻倾尽所有，但婚姻结束的时候，对方连句好话都没送给我，居然说，他们家对我仁至义尽了。"纪博雅说到这里，笑了一下，那笑容里有轻蔑，也有无奈，"我可是一没住他家的房，二没花他家的钱。那个人自己做些生意，还是拿着我的工资卡去周转的。算了，这都是过去的事了，我也懒得说了。总之，离婚后，我心情十分恶劣，认为自己是个失败者！"

"我和我现在丈夫的认识，就是在离婚后。当时他的出现，让我非常开心。但是，那个时候，我并没有爱上他。我后来和他在一起，很有可能是因为，我想向另一个女人显示我的力量。"纪博雅看了看我，"我曾经对您说过，我和我丈夫在一起经过一些波折。这个波折就是，他和前女友纠缠不清，他同时和我们两个人来往。然后，他前女友给我打电话，向我示威。"

"本来在她示威之前，我就在犹豫我和我丈夫的关系了。因为我当时观察到，我丈夫的生活内容就是上网玩游戏、在家玩游戏、看电视、打篮球、睡觉这些，这和我差距太大了。结果他前女友在电话里给我秀恩爱，说他俩曾经怎么怎么好得蜜里调油，怎么怎么疯狂地做爱，那意思就是，我不如她呗！"

"这刺激到了我。我在和她通电话的时候什么也没说，放下电话我就决定，我要用事实让她看看，我们之间的这场较量到底会'鹿死谁手'。"纪博雅说到这里，神情复杂地望着我，眼神中有得意，还有很多懊悔，"朱医生，最后我赢了。几个月后，他俩正式分手了，我丈夫来到了我身边。"

"我并不觉得如愿以偿，我曾对我的朋友说，这次争夺，胜利者未必说得上是成功，失败者可能才是那个幸运的人。可是，我还是没控制住自己。在这个过程中，我并没有使用任何手段。我只是把我自己放进去，不计回报地付出了一切。"她苦笑，"我原来以为，这就是爱。"

"自从我和他在一起后，他在生活中的排序永远比我靠前，他的所有愿望我都愿意尽一切力量帮他实现。我帮他做了很多事。"

"生活上关心的细节我就不说了，就说我认识他的时候，他对我瞒报了学历这件事吧。他的正式学历只是高中毕业，曾经说的本科学历不但是个部队内部的，而且还是个专科的，但我都没有计较。"

"我用了3年的时间陪他读书。我俩当时住在一起，每个月，除了他父亲给他的800元钱，其余所有两个人的衣食住行开销都由我负担，包括他自学考试的书本材料费、考试报名费，都是我给他准备好的。"

"他的考试计划，我给他做；他不懂的题，我讲给他听。考试时，我全程陪伴，不管刮风下雨，我3个小时、3个小时地等在考场外面。后来他拿到了专科证书，还是不去上班，待在家里说要继续备考，连家务都不干，我都没说什么，还每天大老远地从单位把菜啊、米啊、油啊什么的背回家。"

"可是，我的付出得到了什么回报?!"

"向我揭露他出轨的人告诉我说，当我丈夫被问到是否爱我的时候，他回答，他的婚姻是出于责任，而不是爱情。"

纪博雅说到这里，有些激愤："我后来问我丈夫，如果不是爱，那么，我俩当初结婚前，我曾经给过他选择的机会，问他是分手还是继续，他为什么要选继续? 我还问他，在我俩的婚礼上，激动地流下了泪水，还来质问我为什么没有哭的人，到底是谁啊?!"

"我对他说，一个人可以说自己曾经爱过，但现在不爱了。但他居然对自己的过去全盘否定了，他可真是个孬种!"

纪博雅沉默了一小会儿，然后继续道："可是事情到了现在，我也疑惑了，我俩真的相爱过吗?"

她再次沉默了一会儿，又说道："我丈夫出轨后，我曾经想挽回这段婚姻，为此反省了很多。我发现，那可能真的不是爱情，我一直在蔑视他。"

"我虽然是在对他尽心尽力，但是同时我看不起他。我没有意识到自己对他的蔑视，但实际上我做了。我说他，我说他……”纪博雅满脸羞愧，不停地摇头，“我都不好意思说我做过什么！”

一阵局促不安后，她调整好了情绪，为难地开口：“我曾经指着他的脸，说他是蠢货，还说，像你这样的人活在世界上有什么价值？除了浪费粮食，你还能做些什么?！”

“本来这些话我都忘了，因为骂了几次，他也还是毫无改变。那之后，我就没再理会过他了，不再把注意力放在他身上。我骂他的话，都是他出轨后说到从前的生活时，他告诉我的。”

纪博雅望向我：“朱医生，我现在已经知道，我之所以会这样说他，是因为我的人生观就是那样的，我对自己的要求也是那样的，认为他那样像摊烂泥一样的生活，就是毫无价值的。然而，伤害就是伤害，我现在回想起来我所做过的这一切，仍然觉得羞愧不已，难以面对！”

“可是，这是爱情吗?”纪博雅摇头，“我认为，不是。”

“缺少了基本尊重的感情，怎么能叫爱情？那么，我俩之间还能重建感情吗？这3年来，我也想了很多次，答案是‘不能’。”

“这不仅是因为出轨前我俩之间的问题，也是因为出轨后他的态度。我可以不计较他是怎么对待我的，但是我不能原谅，他作为一个父亲的态度。”

“他在我怀孕期间，整整8个多月，每天晚上都不在家。”

“我们家住得比较偏僻，出门想打个车都很不容易，我俩独自在北京。我曾经对他说，万一我怀孕期间出现什么意外，那就是一尸两命。他即使不是为了我，为了他自己的孩子，是不是也该考虑晚上回家？他居然对我说出了事再给他打电话。”

“你要知道，他从小三那里回来，得要一个半小时。我想，如果真出了什么事，等他回来后，我的尸体都要凉了。"

"我的心冷透了，我问他，如果我是他的女儿，他会愿意自己的女婿这样对待我吗？他说'可你不是'。"

"我又说，你听没听说过，爱一个孩子最好的方法就是爱这个孩子的母亲？他回答说，可孩子不是还没生下来呢吗?"

"我告诉他怀孕期间母亲的情绪对孩子的成长也很重要。他说，他相信我足够坚强，不会去闹些什么上吊、跳楼、自杀的事。"

纪博雅看我："朱医生，你觉得这是人能说出的话吗？"

她再次沉默了。

过了一会儿，纪博雅说道："然后那8个月里，他给我发了100多条短信说他爱我，让我安心生孩子。但是孩子出生后，他就像个隐形人，甚至连我坐月子的时候，他都不在家。后来的几年里，直到现在，他依旧如此。我们这几年没再见过几次面。当然，短信已经不发了，而他对家庭的其他支持，也没有。不但如此，我拿给他，让他给孩子买衣柜的8 000块钱，也让他花在和那个人的消费上了。"

"在我看来，这个人已经丧失了作为丈夫和父亲的基本底线和准则。本来，发生事情并不要紧，我们可以各自反省，重新开始。但他从来没在事发后反省过自己，他的心里只有他想要的，从来不想一丁点儿他需要为家庭和婚姻付出什么。"

"他不是个男子汉。我再也不能尊重他，更不会爱他了。我俩完了，不管我们曾经貌似多美好过。"

"我之所以现在还没和他领离婚证，是因为我经济上不能独立。我俩没积蓄，我工作也辞了。我们住的房子，当初是他父母买给我们结婚用的，他出轨后，他父亲曾经说过转到我名下，但我没要。现在离婚，我就得去住地下室了。"

"朱医生，我有个朋友说，宁肯去住地下室，也要分彻底，但我真的还没准备好。可能是我懦弱吧，另外，我也不甘心。凭什么，我付出了那么多，最后是我被扫地出门？我也对他说过，一旦我经济自立，我就会离开。"纪博雅停顿了一下，"说到这些，我就想，我再也不能像我过去的两次婚姻那样，全心全意为别人付出，最后不得好报了。"

"这些男人，一个比一个不值得。他们耗费了我的青春、耗费了我的心血！我想享受一次自己的生活。辞职，是我的第一步。然后，我还想，真真正正爱一次！"

纪博雅说到这里，叹息了一声："可是，当这个念头在我脑海中冒出的时候，我马上就意识到，这是不可能的了！"

"因为按照中国的国情，像我这个年纪的女性，只能去找比我大 10 岁以上的男性；可比我大那么多的男人，有哪一个心灵还会是干干净净的？他们都被俗世污染了！就像我丈夫，当初我之所以愿意那样为他付出，是因为他说他的理想是推进中国法治进程，可实际上他的所作所为呢？"纪博雅摇摇头，"总之，我一想到我期望的生活再也不可能了，我就想死！"

"我坐在那儿开始胡思乱想各种死法，跳楼、割腕、吃药、开煤气、撞汽车，哪种死法最保险？确保不会死不了还留下后遗症？而且不祸害别人？我想着各种找死的方法时，也想到了我年近 70 岁的父母，还想到了只有两岁的女儿，但是我感觉我无论活着还是死去，对他们并不重要。这世上，谁没了谁，都能活。"

"就在我各种胡思乱想的时候，我姐姐的电话很是时候地打进来了。在这世界上，我姐姐恐怕是最关心我的人了。在我状况不对的这几年里，她几乎每两三天就会给我打一个长途电话询问我的近况。"

"一开始，我并不适应这种关心。我姐姐比我大 5 岁，我记得，从小她就不喜欢我跟着她。我妈曾让她带上我去玩，她各种不愿意，各种甩开我。而我博士毕业刚参加工作时，曾经极不开心，也对她说过一两句自己的心情。她听后很生气，斥责了我，说我身在福中不知福，说我拥有的机会是多少人想有而不能有的，我居然还不知足。因为这件事，那之后，我就不太对她说什么了。"

"既然说实话只能给自己带来麻烦，这些话又何必说出来？因此，这次在她关心我的时候，我最初只是一味地回答：'还不错''挺好的''就是那样'。但时间长了，好几个月下来，她都这样持续给我打电话，无论我怎样搪塞，她都没有要着急挂掉电话的意思，这让我慢慢开始相信她是在真诚地关心我，所以我慢慢开始对她说一些真心话了。"

"那一天，也是这样。我百般绝望，正在那儿胡思乱想哪种死法才最合适的时候，我姐姐的电话打来了。她从我的声音中就听出我情绪不好了，立刻问我怎么了。我本来不想说，因为这一次，连我自己都觉得，我这个想法太不靠谱了！我怕我说出来后，她会再次对我表示愤怒。"

"但我思想斗争了半天后，想到：既然我都想死了，比起招呼都不打一声地去死，或许还是打声招呼好。打过招呼后，万一有一天我死了，至少她们也还能找到一些理解这件事的线索吧？于是我咬咬牙，告诉她，我想死。而我想死的原因是，我想和年轻的男人谈恋爱，可我认为这是不可能的了。"

"我做好了被骂、被嘲笑的心理准备，没想到，姐姐对我的回答居然是：'谁说不可能的？！'"

"我还以为我听错了，"纪博雅摇摇头，"我很怀疑我自己的耳朵！于是问她，她有没有听清楚我刚才说的是什么？"

"我姐姐很清晰地说："听清了，你想和年轻男人谈恋爱啊，你认为这绝对不可能了，所以很灰心，但我认为这没什么不行的。'"

"然后她对我说，她看过一个电视节目，有一个20多岁的小伙子，和一个40多岁的女士在一起。那小伙子很欣赏、仰慕那位女性，而那位女性也很自信。而且这位女士并不是什么富婆，接受采访的时候，她们一起住在地下室里，但是，他们是相爱的。"

"朱医生，听到姐姐这样说，我一下子就活过来了，立刻就坐了起来，"纪博雅眼里焕发出神采，"我再三问她，那是电视纪实节目，不是电视剧吗？"

"我姐姐坚定地告诉我，是真人真事，不是电视剧。从那一刻起，活着对我重新有了意义。只是，我还是犹豫啊！还是害怕啊！尤其在我真的遇到了这么一个让我心动的人的时候。"

博雅说到这里的时候，管理教室的老师进来提醒大家离开，准备锁教室了，我和纪博雅暂时告别了。

第三天的课后，我继续和纪博雅攀谈。

这一次，纪博雅在开口前沉默了一会儿，好像在选择下面要说的内容，当她最后开口的时候，她依旧有些迟疑："在今年7月之前，我大概有整整3年没和任何男人有过交往了。不仅仅是指情爱方面的，就是友谊方面的也没有。我差不多相当于把自己完全封闭了。今年7月份，随着我情绪的好转，我开始试着和异性交往了。于是，我加了几个QQ群。群里的男性都对我很有兴趣，不少人都来和我搭讪，但是，我对他们产生不了什么感觉。和他们，不过是礼貌的寒暄。后来，这中间有一个人，持续给我发消息。"

"一开始，我没理会他，但他毫不介意我的冷淡。隔几天，就来说几句话。有一天，我实在闲来无事，就和他聊了几句，没想到，这一次谈话顺畅无比。他就像专门为我准备的一样！每一句话都说到我心上，说的都是我想听的。这可太可怕了！"

"可怕?"我抓住纪博雅用的这个词。

好奇怪，明明是谈话投机，这不应该是一种很好的感觉吗？怎么纪博雅竟然用了"可怕"这个一般人都不会觉得是褒义词的词来形容。

"是啊，可怕。"博雅叹气，"世上怎么可能会有那样的好事等着我？有一个人没见过我，就知道我喜欢听什么话，他该是经过了多少次的练习啊?！只有网络老手，才有可能像这样句句话都说到人的心里。所以，我不能不害怕，我怕他是个骗子！"

"但是，后来，我还是没能控制住自己的情感，和他见面了。我俩见面后，感觉很好，聊了有4个多小时，可是，现在问题来了，他只有20多岁，比我小10多岁呢，他对我，可能是真的吗？所以，朱医生，我想问你，20多岁的男子，有可能对30多岁的女性产生感情吗?"

我没办法回答博雅的问题，因为我真的不知道答案。我根本不认识那个年轻男子，这让我从何判断？但是，望着纪博雅殷切想得到答案的眼神，我想，如果我直接这样回答的话，她一定会十分失望。于是我仔细考虑她之所以这样问，到底是想得到怎样的回应。

最后我这样说道："我的答案并不重要。博雅，我想，关键还是你们俩的相处和你自己的感觉。"

"我的感觉?"纪博雅想了想，慢慢摇头，"我感觉不出来。我十分迷惑。"

"比如他前天原本说要来和我一起听课，但最后却没来，这让我又失望又愤怒。我不喜欢别人说出的话做不到，既然说到，那就要做到。要么你就别说啊，没人逼你答应什么啊！"

"我问他这次没来的原因，他说，是因为他不知该怎么介绍他自己。我说，我会告诉大家，说你是我的男朋友。这也是事实，不是吗？他没有回答我。"

"他的言行不一致。他对我说，他和我是在谈真感情，可是，他的行为让我意识到，他不是这样的。我认为，他实际上并不准备和我建立真正的人际关系，他不要出现在我的真实生活里。"

"不过，放下他不谈，因为咱们心理学上说了，如果我们感到痛苦，就是我们自己的问题，所以我想，先回头看看我自己吧。我问自己，我为什么会有这些情绪？结果我发现，我还是在疑惑，我一直都在想，我可以对他认真吗？"

"这两天上课的间隙，我一直在四处询问大家，'喜欢'这种感觉到底受不受年龄的阻隔？和咱们一起上课的一位40多岁的老大哥对我说，年龄不是问题。他告诉我，他自己前不久就和一个30多岁的女性朋友在交往着，可是他却想对那个女朋友叫'妈妈'！"

"我说，可这不一样啊。那个女人比他小，而不是大，男人可是非常在乎女人的外貌的。女小男大那当然没问题，可反过来就不一定了！那个大哥说不是的，他说他的女朋友长相真的很一般，关键是内心的感觉。他问我有没有全心全意地投入。"

纪博雅说到这里，再次沉默了，好一会儿，才有些艰难地说道："我也想全心全意地投入啊，问题是，我可以吗？我投入的结果是什么？"

"我已经错了那么多次，如果这次再投入，还错了呢？甚至，反而得到的是厌憎和耻笑呢？"

纪博雅的手机忽然响了起来，她看了看来电显示，脸上浮上一种复杂的神情，喜悦里混合着一丝挣扎，她看向我："是他，他下班了，我们约好了一起坐地铁回家。"

我握握纪博雅的手，抚慰道："注重体会当下。"

纪博雅走后，我继续沉思了一会儿。我想，我已经找到了那个问题——"发生了什么，使纪博雅变成了另一个人"的答案。

答案是："心理咨询的疗愈效果，以及最重要的那样东西——爱情的奇迹。"

这世上还有什么东西，能比爱情更神奇？更具有活死人而肉白骨，让接近干涸的心灵重新滋润、使濒临死亡的人慢慢复苏的巨大力量？

不过看起来，目前"年龄的差距"成为纪博雅认为的、她的感情道路上最大的阻碍，那么接下来，她的爱情到底会向哪个方向发展呢？

第五章

他有女朋友——除了"姐弟",还有其他的问题

2010 年 11 月底，距我和纪博雅上次谈话已经 3 个月，我去培训机构交资料的时候又遇到了她，她的整体状态看起来和上次差别不大，但是，原先那股兴奋劲儿不见了，情绪明显低落，容颜稍有憔悴。

办完相关手续，一起往地铁站走去的时候，我主动问她："纪博雅，这几个月，你过得怎么样?"

纪博雅苦涩一笑："不知道。"

"不知道?"我很诧异。

"是啊，不知道。"纪博雅神色复杂地望向我，"我遇到一些事，不知道该怎么办才好。"

"遇到什么事了啊?"我关切地望向纪博雅。

纪博雅迟疑："这样不会耽误你时间吗?"

"我一会儿是要去办一些事，但是不着急，你说说吧。"我握了握纪博雅的手。

纪博雅欲言又止，终于，她说道："你说，一个人，会同时爱上两个人吗?"

"你还记得那个我对你说过的年轻人吧? 有些事，上次我没说。这个

人，他是有女朋友的。"说到这里，纪博雅有些急切地为自己辩护，"在我俩认识的时候，他没说他有女友，后来要见面了，他才说有的，然后，他说他和女友关系不好，要和女友分手，来和我在一起。"

"我被吓了一跳，因为我俩才刚刚认识啊！我都不知道他是什么样的人，他来找我，算怎么回事啊？所以，我没答应。可是后来，随着交往，我的感情慢慢发生变化了。"

"我上次不是问你，我是不是可以投入吗?"

"我意识到，如果要我投入的话，首先，他必须先和女朋友分手。这样，我们双方才可能都是全心全意的。我就去和他谈了谈，告诉他，希望他和女友分手，和我正大光明地交往，要不然，就是我俩分手。"纪博雅望向我，"朱医生，我和他说分手，不是耍小女孩的手段去要挟他，我是真的认为，既然他不能认真，那么对我来说，这就是段没意义的关系，我不想在这样的关系上浪费时间。"

"我和他谈的时候，他态度犹豫，先是说自从和我交往后，他和女友的关系开始变好了；又说，要我等他，说不知道哪天，他和女友就分手了。"

"我知道有些人会难以对别人开口说分手，以前，我丈夫就是，他和他前女友反反复复折腾了好几次，于是，我真的准备等等他。可我感觉，从他和前女友那次会面回来之后，他开始疏远我了。"

"他先是取消了两次我俩约好的见面，理由是公司要搬迁了，一段时间内会很忙。然后他们公司搬了后，他就一直在忙。但我知道，人如果想和对方见面，天上下刀子都挡不住，他取消见面，那就是在回避我。而且，我看到他有个微博小号的状态也改了，重新开始求交往。我想，如果我足够知趣的话，立刻主动断绝来往大概是最好的做法，至少还可以保留颜面。"纪博雅说到这里沉默了，她抬起眼睛看着我，眼神里全是羞愧和不安，稍微迟疑了一下后，她说："我是想这么做的，但我没做到。"

我意识到，纪博雅这个时候的不安，是在担心我看不起她。我轻轻握握她的手，用安抚的声音问她："然后呢?"

纪博雅垂下头："然后我又找他谈了谈，对他说，我不知道该怎么办，我感觉，他给我的时间太少了。结果他回答我：第一，他有女朋友的事，我是一早就知道的；第二，我和他注定不会有好的结局；第三，他认为见面的时间不在于多寡，而在于每次见面都能开开心心的。"

纪博雅叹了一口气："我对他说，我很希望自己能立刻起身走掉！如果我只有20多岁，我不会给他对我说这些话的机会。但是，可能是年纪大了的原因，我现在下不了决心。"

"我很艰难地告诉他，我感到，他这样对我，我还想和他在一起，是一种我不自爱的表现。他听到我说自己不自爱的时候，想阻止我这样说自己。但我告诉他，我确实不自爱，也就是不够爱自己。"

"我给他讲了一个故事，是一个老大爷给我讲的。那老大爷说他有个邻居，抗美援朝那一年，被征兵上了战场，这个人怕得要死，就想当逃兵，但是那个时候纪律很严的，这是不可能的事，可没想到，最后他还是逃掉了。"

"我问他：'你知道他是怎么逃掉的吗?'"

"那个老大爷告诉我说，那个人在开往战场的路上，自杀了。"

"他果然逃掉了上战场，但是，这和不上战场的分别是什么? 上战场的话，他还可能活着回来；他自杀了，就再没有任何机会了。我对他说，我感到如果我现在主动断绝和他的关系的话，可能就相当于'自杀'，可我并不想死，但我又觉得，这样下去，必死无疑，所以，我不知道该怎样做。"

"他没有回答我。不过，告别的时候，他塞给我一张他的名片。我俩认识这么久了，他第一次给我他的名片。在我接过那张名片的时候，我有一种感觉，那就是，他在和我做告别留念，他想和我结束了。"

"离开的时候，我向后看了一眼，看到他皱着眉头在看我的背影。我想，他大概是感到了烦恼——我带给他的烦恼。我想，我们俩完了。晚上回家后，我给他发信息，也忘了说什么了，他突然就来了一句——'以后做好朋友吧'。"

"以后做好朋友吧。"纪博雅苦笑，"以前我对你说过，我上大学的时候，第一次听到这句话，就是从我当时的男朋友嘴里说出的，导致的结果就是让我当时想自杀。我太知道这句话的含义了！但是，看到他发来这句话的时候，我的心里虽然难受，却也轻松下来。"

"也好，也好，我这样想，不管怎样，以后我再也不必为这件事花心思了，我再也不用揣摩他到底对我是真的还是假的，我到底该和他在一起还是不在一起，我应该投入多少了。说来也奇怪，我心里一轻松，话也敢说了，于是我问他，要和我做什么含义的好朋友？还可以继续发生关系吗？"

"他没有迟疑，迅速地给我回复：'不可以了吧?！'他用了个鲜明的感叹号，好像要表示他的决心，但又用了一个疑问号，好像是在说，他也并没有下定决心。"

"我干脆破罐子破摔，直接打出：'好遗憾，我本来还计划去性心理咨询师那里好好学习一下性技巧，回来和你试试。'我说这些话时毫无忌惮，因为我想，既然做不成爱人了，我是个什么形象都不重要了，随便他怎么想我吧。"

"他回答说，让我暂时别想这些事了。"

"然后，我又问他是不是希望我忘了他，我也做好了接受最恶劣回答的精神准备。可是我没想到，他回答我——不。他还说，他也不会忘记我的。"

"我鼓足勇气打出最后一个问题问他，他一开始说过的和我同居一段时间的话，还有可能吗？他迟疑了好一阵子，最后慢慢回复我：'有可能啊。我想，只要不失去联系，一切都是有可能的吧？'"纪博雅说到这里皱起眉头："我不知道他这是在干什么。实际上，他那天的行为一直让我比较困惑。"

"我在和他见面之前，本来已经做好了分手的打算，只要他说没空，让我铩羽而归，这件事也就结束了。可是，他没这样做。而且吃饭的时候，等位的人很多，服务生问我们，愿不愿意和人拼桌。我已经无所谓了，可他却坚持要等单独的座位。我弄不明白，既然已经不想和我好了，又何必如此花时间来等待单独相处的空间？"

"而当他和我说上面那一、二、三条的时候，他的态度依旧很温柔。他一边说，一边用筷子夹起菜来喂到我嘴里。"纪博雅摇摇头，像是要苦笑一声，最终却又没笑出来，"我不明白他到底是什么意思。这不符合我的行为特点，我一般决定和一个人分手，就不会再费这些力气了。"

纪博雅说到这里，忽然停下来了，她问我："哦，你不是还有事要去办吗？现在是不是到点了？别耽误了你的事，你快去吧。"

我摇摇头："我还来得及，你继续说。"

纪博雅很不安："真的不会耽误你的事吗？我有点儿过意不去——这样占用你的时间！"

我握住纪博雅的手："没关系的，你说吧，我愿意听。"

纪博雅的眼圈红了，有眼泪涌出来，但是她强忍住了，她说："朱医生，谢谢你。或许我应该约你的咨询的，但是，我现在没有任何收入……"

我摇摇她的手："没事的，你说吧。"

纪博雅平复了一下情绪，长长吸了一口气，继续说道："说完分手后，我很难受，就拿着手机在百度上搜索他的名字和他告诉我的一些信息，我想多看看有关他的消息，就像能增加和他的联系一样。结果我惊讶地发现，他对我说谎了，他的学历和他说的有出入！"

"他实际的学历，没有他告诉我的那样高。历史简直就像在重演，就和当年我丈夫一样！有关岁数的事也是的，我丈夫当年隐瞒了自己的真实年龄，说只比我小 3 岁，他也是！他一开始告诉我，也是只比我小 3 岁。要不是因为这个，我才不会和他继续聊天，我们就不会有以后的发展！"

"发现了这些后，我放声大笑，这个世界上的男人都怎么了？怎么都这么能扯谎？但是，笑完后，我认为自己的反应有些不对。"

纪博雅看向我："我想，如果我真的喜欢一个人，那么，当我失去他后，无论他是怎样的，我都该伤心才对啊。怎么我发现他是扯谎，就开心了呢？于是我问自己，这是为什么？我认真地想了又想，最后想出的东西让我大叫一声，我简直不能面对！——我非常羞愧！"

纪博雅咬了咬牙，说道："我发现，我喜欢的好像是我赋予他的那层光环，比如，不错的毕业学校，比较有身份的职业，貌似精英男的表面现象。"

"是，我知道我并不想占他什么实际的便宜，比如花他的钱，让他帮实际的忙什么的。然而，和这样的人交往，可能会给我一种很有面子的感觉。好像他有价值，我的价值也就被间接肯定了似的。正因为这样，当我发现他原来不过如此的时候，我才会倍感轻松，认为自己并没失去什么吧。"

纪博雅说到这里，不断摇头："我为自己思想深处竟然有这样的想法而羞愧万分！"

"我本来以为自己独立、坚强，不谄媚权贵。我万万没想到，我骨子里还有这么势利、想靠别人的光环来炫耀自己的成分！我和我之前看不起的那些世俗之人有什么区别？！"

我在心里张口结舌，我没想到纪博雅能这样毫不怜惜地对自己进行剖析，并且能将剖析出来的所谓"阴暗思想"公布在人前，这得有多大的勇气啊？我好钦佩她。

纪博雅望向我："然后，我又问我自己，现在，我已经知道了实情，那么，我还喜欢他吗？"她的眼神里满是挣扎，"我发现，我还是喜欢。"

纪博雅握着我的手，紧了紧，仿佛要加深我对她以下所说的事的印象，"有一次我去看他，正好下午他们公司派他去外面办事，他约我一起去。办完事回来，路上谈到各自喜欢什么运动，我说我喜欢花样滑冰，他的眼睛一下子亮起来。问我：'你现在想不想去？'"

"我特别诧异，问他什么时候。他说，就现在！就在我们要到达的那个地铁站那里，然后他真带我去了。那是我第一次去滑冰。滑冰前换鞋的时候，他主动蹲下身，帮我换鞋。换好后，走在冰面上，他静静地看着我，低声鼓励我，对我说'你很勇敢'。"

"这些细节，打动了我。我在意的，不是那天滑冰有多开心，而是这个人愿意让你开心的那份心意。他完全可以只和我随便谈天说地，只是应付上两句，我也不会觉得有什么不满的，可是他却不是那样做的，而是一心一意想让我开心，甚至带我去做我都没想到的事。"

"还有一次，半夜 12 点了，他和我手拉着手走在通惠河畔，当时月在中天，河水平静无波，人间万籁俱寂，他对我讲着前几天去旅行的见闻，声音低沉温柔、宁静安然，中间我把话题拉开，他认真地对我说'我还没说完'，然后继续原先的话题，这让我觉得，他是真心想和我分享他的生活。我为这些感到幸福。"纪博雅说到这里，眼中泛起泪光，她咬住牙，微微扬起脸，不让眼泪掉下来。我感受着她那种伤心和无奈，握紧了她的手。

片刻后，纪博雅说："我这样喜欢他，虽然他选择不和我在一起，我也是能接受的。尽管我喜欢他，但也还没到同生共死的地步。而且，虽然交往时间不长，我也感觉到，他是个极好面子的人，他是在乎社会评价的。我俩相差十几岁，这确实是个现实问题。这些事，在他还没想到的时候，我就已经替他想到了。所以，我也就准备接受了。"

"我想了各种办法宽慰自己，比如，想想那些独身一生的前辈，林巧稚啊、吴仪啊、叶企荪啊……我对自己说，即使从没机会和别人相爱，即使孤独一生又怎么样呢？像林先生、叶先生这样的人，为国家做了那么多贡献，个人感情方面也不过如此。"

"世事就是如此，难得万全。但又如何呢？这也没妨碍他们为社会做事。我的愿望也一直是能为社会做贡献啊，现在又何必非要把心思拘泥在这些小情小爱当中不可？不过是失恋而已，人不管怎么样，都是能活下去的。"

我听到这儿，突然意识到，纪博雅，她一定是又想到了"死"。否则，她不需要找理由来劝自己"活"，但是我不知道该怎么和她讨论这件事。

纪博雅继续说道："可是，我没想到的是，当我都把自己安慰得差不多了的时候，大概 10 多天后，他又主动和我联系了，说想念我，怀念在一起的美好时光。"

"朱医生，"纪博雅又一次眼含羞愧地望着我，"我很没出息，立刻就答应和他复合了。我不想耽误一点儿和他在一起的时光。可是，这次复合没几天，他忽然劝我和我丈夫和好。"

纪博雅冷笑起来："当时我就想，孬种，这是想要逃跑，唯恐被我缠住啊。我再次告诉他，我和我丈夫的事，从来就和他无关，不管我俩是离婚还是不离婚，都和他没关系。目前，事情就是这样。我不知道该怎么办了！"

"一个男人，真的能同时爱上两个女人？他对我说，他和我在一起，会感觉对不起他女朋友；和女友在一起，又会觉得对不起我。"

"我不知道他想要做什么，也不知道自己想要做什么；我不知道是该继续，还是该离开。我心里太难受了！你上次说让我感受自己的感觉。我感觉不出来！我感觉他可能是真的喜欢我，但同时我又感觉，他是真的没把我当一回事！"

"我知道，也许我离开是最好的选择，那样我就不会再难受了，也最安全。可是，就像我对您说的那样，那就是在逃避，就像那个为了怕上战场而自杀的人一样，用确定的死亡来逃避可能的死亡！"

"朱医生，我约您的咨询好吗？您现在收费是多少？"纪博雅望向我，"我知道我在感情方面一直有问题，或许，现在到了该解决的时候了。我只想认认真真爱一次，难道这真的是不可能的吗？"

我看着纪博雅的眼睛，里面充满了矛盾和挣扎，就像一个不知如何是好的小孩子。这个时刻的她，根本不像一个30多岁的女人，完全像是一个只有几岁大的孩子。

我不知道为什么，心里忽然觉得十分难过，也有想流泪的冲动。

我知道，在局外人看来，纪博雅的问题似乎十分简单，运用理智，快刀斩乱麻，三下五除二也就处理了。可是我也知道，纪博雅并不是个蠢人。一切事实，她都看得清清楚楚，在她对我的叙述中，这些都很明了。

然而，只有理智，是不足以让我们选择前进方向的，这世界上，还有比理智更强大的东西！有些东西，靠劝，是起不到作用的，除非我们自己明白。我只有紧紧握住纪博雅的手，一言不发。

纪博雅敏锐地发现了我的情绪变化，她立刻被感动了。她反过来握紧我的手，安慰我说："我没事的，你不要为我担心，我一定会好的，谢谢你……"

纪博雅的举动让我感觉到了她对自己的严苛，在她心里，她自己的痛苦是多不值得重视啊！她甚至不能心安理得地享受一会儿别人对她的关怀。而且，在刚才纪博雅给我讲述从前的过程中，她羞愧了多少次啊，她对自己该有多少批判！而一个人，如果长期生活在这种对自己时时刻刻的批判和苛求中，她又怎么能开心呢？！

但是我依旧不知道，我该说些什么，我又该怎样说，才能向她表达出我的感受，而又对她有帮助。

我只有继续握紧纪博雅的手，对她真挚地说道："博雅，如果我能胜任的话，我很愿意帮助你，可是我现在还在学习阶段，我不知道自己有没有帮你解决问题的能力，我建议你考虑其他成熟的咨询师。"

纪博雅望着我，眼神中似有千言万语，却又不知如何说出的样子。

我再握握她的手："没关系，需要我的时候，你知道我在哪里。"

纪博雅点点头，她渴求地望向我："朱医生，谢谢你听我说了这么长时间。我最后还得麻烦你一件事，就是我想找些事做做，如果有合适机会的话，你能不能帮我留心一下？"

　　"我本来没计划这么早找工作，我觉得自己学的东西还不够，原先准备继续学习一段时间，等到了明年9月份再开始试着找找相关方面工作的，可是现在出了这件事……"

　　"我有个朋友说，我这么难受就是因为我太闲了，所以才有精神想这些事，他建议我赶紧找工作。我觉得他说的也有一定的道理，我是需要搞清楚，我到底是因为太空虚才贪恋这一点点温暖，还是真的从这份感情中体会到了我需要的东西？所以，我下定决心先工作了再说。您如果有什么合适我的工作消息，通知我好不好？"

　　"好的。"我向纪博雅了解清楚了她希望从事的工作内容后，就和她告别了。

第六章

咨询练习—— 你愿意帮助我吗

2012年3月底，在我和纪博雅地铁站聊天后的一年多，有一天，我忽然接到她的电话。在电话里，纪博雅的声音焦灼而低落，她问我："朱医生，您有时间吗？我想和您见面谈一谈。"

"出什么事了？"纪博雅这样突然出现，让我感觉到有些不太寻常，因为在过去的一年里，除了开头一两个月，她询问过我有关工作的消息外，就再也没有出现过。

纪博雅回答我："最近是发生了些事，但在电话里可能说不清楚，您什么时候有时间？方便不方便我去找您？"

"好的，你来吧。"我看了看日历表上我的工作安排，找了一个有空的下午，约她到我的诊室里会谈。

纪博雅如期而至，她一进来就定定地看着我，说道："朱医生，我现在到您这里，是来寻求专业心理帮助的，但是，我可能暂时还付不起咨询的费用，您愿意和我建立这样一种关系吗？"

我考虑着纪博雅的请求。

心理咨询有它独特的原则，其设置的目的是为了保护来访者和咨询师双方的权益。这些设置里，有一条是不能建立"双重关系"，还有一条是

"咨询必须收费"。

不能建立"双重关系"，是因为有观点认为，当咨询师和来访者存在朋友或亲属关系的时候，就不能以客观的立场帮助来访者得出最有利于他或她的决定。

而"咨询必须收费"则是因为，如果咨询不收费，就会使来访者有"反正没花钱"、同时咨询师也有"反正没收费"的心理，从而不能保证来访者及咨询师认真看待咨询这件事，不能保证双方全心全意地投入咨询，从而不能保证咨询效果。

有关"双重关系"，我想了想，我和纪博雅目前已经建立的人际关系，并不包含利益的纠葛，不管是物质上的还是情感上的，所以，我认为这不会影响我处理她的问题的立场；而"收费"的问题，在我看来，我仍然处于心理咨询学习的初始阶段，我还不能确信我能切切实实帮助到她，所以，我也不允许自己收费。

然而，我对纪博雅确实很感兴趣，同时，我也正在寻找真实的案例来进行实践，既然纪博雅信任我，愿意和我进行尝试，我想这是一个对她和对我都合适的机会。

我把我的考虑告诉了纪博雅，对她说："我们可以先试试，就当作课堂上的小组练习好不好？在这个过程中，你也可以把你对咨询的感受告诉我，有利于我的学习和进步。"

纪博雅回答我："谢谢您，朱医生。有关'双重关系'的问题，我并不担心，因为我知道弗洛伊德也曾给他女儿做过精神分析，如果说坚决不能违背这个设置原则的话，弗洛伊德早就违反了。而有关咨询的费用，我想等我有能力的时候再付给您，如果您愿意暂时把它当作一场课堂练习，我也乐意。因为我相信，即使是课堂练习，您也会用最认真的态度来对待。"

"至于我自己，我保证也用最认真的态度对待它，即使中间和您有波折，我也会坦诚相告，不会无故中断。"

我点点头："好吧，如果是这样的话，我想我可以承担起这份陪伴的任务，那就让我们一起试试吧！"

就这样，我和纪博雅达成了一致。我俩就此开始了一生中对彼此来说都很重要的一段关系：一段来访者和咨询师的合作关系，一段彼此信任、携手努力探索一个灵魂的喜怒哀乐的关系，一段稳定的、在目标达到前虽然会有矛盾纠葛、但始终不离不弃的关系。

当我们合作的意向达成后，纪博雅深吸一口气，对我讲述了这一年多来发生的事情。

她说："朱医生，我先给你说说我工作方面的进展。"

纪博雅告诉我，自从上次我俩聊过后，她就鼓起勇气去找工作了。

她找工作的心情是很忐忑的。她从小就特别害怕那种被人挑拣的感觉，所以，她一直都很努力，想努力做到别人因为需要来寻找她而非她去请求别人。从前，她的工作都是在自己具备了某些条件的基础上，由家里人帮忙联系和安排好的，她只要按照程序去面试、报到就可以了，并不曾面对过那种混在上百万人里面，被人审视挑剔的局面，可是这次，她逃不过去了。

她鼓起勇气来做了一些尝试。

她先是面试过一个位于北京偏远郊县的精神科医院的心理咨询师岗位，但对方一看她的简历，就想让她搞科研，她只好放弃了，因为如果还是要继续搞科研的话，她当初就不必从位于市中心的三甲医院辞职了。然后，她又去了一家婚恋公司，本来是想为那些总是择偶不成功的会员做心理测试和婚恋指导的，可去了后，实际被安排的工作却是天天打电话，联系那些有房有车、身高 170 厘米以上、年纪 30 岁以下的未婚男子，免费安排他们和交了费的女会员见面。纪博雅不能认同自己这份工作的价值，在挣扎了 10 多天后，还是辞职了。

在纪博雅找工作的过程中，最让她挣扎的还有工作收入的问题。

如果纪博雅继续做从前的专业，那么她有可能挣到比较多的钱，她原先所学的专业，即使是刚毕业的硕士生，市场起薪都在每月 8 000 元；然而如果做心理咨询师，一个新手的话，收入简直可以忽略不计。

收入低带来的实际生活上的问题固然让纪博雅感到犹豫，但最让她迈不过去的心里的槛，是她一想到和同学说起这样的工作时，大家可能会有的诧异和唏嘘。这种情景让纪博雅想想就觉得难堪。她为此犹豫了好几天，直到她一个好朋友，还有她姐姐，都鼓励她，说她们认为她有做心理咨询师的天赋，而且，心理咨询这个行业的发展前途也好，她们力主她不要在乎当前的利益，要看长远，这才帮纪博雅下定了决心。

目前纪博雅在一家心理咨询机构做助理咨询师，主要帮助青少年处理学业方面的困惑，每月底薪只有 1 000 多块钱。现在的工作也会让她时时焦虑，比如，会担心有一些案例自己处理是否得当、来访者是否满意，但是，总体来说，她感觉生活终于有了方向，内心很充实。

纪博雅说："现在我认为，我的选择是没错的！"

我回应她："恭喜你。"

"谢谢！"纪博雅接受了我的祝贺，然后她说："至于感情这方面，我本来以为，依靠我自己，总是能够解决掉的。我都这么大岁数了，经历过不止一次情感上的波折，只要时间足够，我总能摆脱出来的。可事实上，现在已经过去快一年了，事情不但没解决，而且，好像还越来越复杂了，我想，我必须寻求专业的帮助了。"

纪博雅告诉我，自从 2010 年 11 月她和我说过那个年轻男人的事后，有很长一段时间，她还是被那两个问题困扰着：其一，相差十几岁的姐弟恋是可能的吗？其二，对方对她是不是真的有感情？

为了第一个问题，她做了几乎称得上是疯狂的一件事，那就是：见人就问。

不管是买东西还是在餐厅吃饭，不管是在上心理培训课程还是在单位上班，只要有和人搭讪的机会，她就会问对方："你对姐弟恋是什么看法？""你认为女方比男方岁数大可以吗？""你觉得女方比男方大多少岁是可以接受的范围？"

她询问的对象有几十个，上到 60 多岁，下到十几岁，各行各业，男女均有，其中，还包括专业的心理咨询师。她用了大半年的时间做这件事，得到的答案也是形形色色，最终并没有统一的结果。但是，她的问题，却在这些问答中慢慢得到了解决。

纪博雅说："我调查到最后发现，对于我的问题来说，真正的阻碍并不是那十几岁的生理年龄差距，因为我问过的人里面大概有一多半，都没直接说不可以。他们要么说，要看两个人的相处；要么说，只要是真的爱情就没问题，还给我讲他们生活中的真实例子。其中就算有认为不行的，也是说，现实的阻碍可能会有些多，会很艰难，别给自己找难路走；或者，他们不能接受这样的事发生在他自己或者他直系亲属身上。而且，他们回答这个问题的态度，都比较平静，并不像我原先预想的那样，充满嘲讽或恶意。有个心理咨询师还问我，是谁，会觉得这样的结合是完全不可以的？"

"他们的态度，和这个心理咨询师的问题，触发了我的思考，我发现，原来，阻碍我的，是我自己，是我从前把问题想得太严重了。我原先的想法是，只要是个人就会觉得这件事是不行的，但实际上，世界并不像我原来想的那个样子。"

"其实仔细想想，相差十几岁，最大的现实问题不过是在外貌和健康上两个人不能同步。但是，真正的爱情，注重的是内心的感受，和外表关系并不大。不是早就有句话说：真正的爱情，和年龄、种族、金钱、地位乃至性别都没有关系吗？事实上，在我工作的这个心理咨询机构里，就有不少案例都是姐弟恋的。其中，岁数小的男方，为了女方不肯接受他的感情而苦恼的，并不在少数。"

"这样的调查结果让我认识到，看起来，我就是个'叶公'，整天喊着喜欢龙，但龙真的来了，却把我吓跑了。姐弟恋不是真的不行，而是我自己认为不行，是我害怕自己承担不起。"

我望着纪博雅，想起一句话："亲爱的，外面没有别人，只有我们自己。"

我们心里有什么，我们就格外清楚地注意到外界有什么。甚至外界并没有那样东西，我们都能看到。

就像那个"疑邻盗斧"的故事，在斧子没找到之前，那位丢失了斧子的人，总是能把他邻居的一言一行解释成做贼心虚的表现，而当他的斧子找到后，邻居的言行在他眼里就变得正常了。可是事实上，他邻居的言行从来就没有变化过，自始至终有所变化的，只是他自己的疑心。

心理学上，把这种现象叫作"投射"。

曾经的纪博雅也是这样吧?!

曾几何时，在她对我倾诉的时候，她满怀焦虑地诉说，那位和她交往的男士非常爱面子，非常注重社会的看法。她甚至在那个男孩子还什么都没说的时候，就想到了这些。那么，这是不是能说明，原先格外看重世人对他俩之间交往看法的，并不是对方，而是纪博雅自己呢？

不过，纪博雅果然是勇敢的，她没有只是停留在"想"上，没有用"顾虑"给自己编织成围困自己的牢笼，而是勇敢地向外界出击，询问外界社会对这个问题的看法，用事实作为依据，打败了自己原先的、给自己带来痛苦的观点。她帮助了她自己。

"第二个问题，他对我是不是真的有感情，这是目前我还没有解决的。"纪博雅说道，"我一度认为，他对我没有感情。"

纪博雅告诉我，2010年年底，她和那位男士恢复了联系后，2011年春节，那位男士没有回家乡，而是选择了在他女朋友家过年，这让纪博雅认为，这个男人虽然让自己等他，但实际上，他已经做出了选择。

于是纪博雅开始下决心，要中止这段关系。

她不再回对方的信息，也不接对方打的电话。一开始的时候，这样的日子很艰难，因为那之前他俩的联系非常频繁，几乎三两天就会见一面，这还是双方都刻意控制的频率。现在，一下子从相见恨晚，要拉开到相忘于江湖的距离，对纪博雅来说，很难适应。她用了超常的意志力。

可是，对方的行为，却很矛盾。他意识到了纪博雅的冷淡，但是，他既不维护，也不放弃。

他会邀纪博雅一起去参加某某活动的宣讲会，会偶尔和纪博雅一起吃饭，吃饭的时候还是那么细致体贴，点纪博雅喜欢吃的食物，不计价钱。

他会在纪博雅心灰意冷说"你不爱我""姐弟恋是没有未来的"这些话的时候表示反对意见，说些"如果会同时爱两个人，那么，爱的就是第二个""世上的姐弟恋很多"这样的话。然而，在纪博雅邀他一起坐车回家，或者，要去开房的时候，他又会拒绝。

两人关系就这样似断非断地维持到 2011 年 5 月,纪博雅想,或许,就会这样慢慢断了吧?

然而就在这时候,2011 年 5 月,这个男人给纪博雅打电话,说他前段时间和她联系减少是因为他工作太忙,现在他的房租就要到期了,他要和女友分手,搬来和纪博雅在一起,要纪博雅等他。

纪博雅听后不置可否。因为,她不相信对方真的会这样做,她从他之前的行为中,没有察觉出他有这样情感的迹象。此外,纪博雅不认为自己做好了和这个人发展一段正式感情的准备。

这个男人的电话,让她紧张,而不是喜悦。她想看看事情怎么发展,然后,再根据发生的事,决定随后的行为。

五一前夕,这个男人果真来找纪博雅了,谈了一晚上,但是,谈的并不是如何和纪博雅在一起,而是他发现他的女朋友可能是劈腿了。

他说,这都怪他从前没有好好珍惜这份感情,他这次要好好对待这份感情,他要去挽回。他要纪博雅把他的信息全删了,还说和纪博雅在一起很开心,但是他没处理好他自己的事,对纪博雅不公平;还说以后可能要很久才能再见面了,并且,他不会忘记纪博雅的。

纪博雅一开始表现得很高傲,告诉他,无所谓忘记不忘记,但是和他的相处,已经影响了自己工作的专注力,而且自己年纪大了,没时间去等待和争取他了,自己会把这时间花在别人身上。但最后说再见的时候,纪博雅又心软了,告诉他,她可能会等他一两年,这次,轮到对方不置可否了。

纪博雅对我说,实际上,大约在 2010 年 11 月,她和我谈话之前,根据这男人所说的他女友的种种情形,她就已经猜出男人的女友可能是劈腿了,但是,她没有和他讲。因为,她不想让对方误会她是因为出于嫉妒,从而对他女友恶意中伤。她认为，事实总会自己说话的。现在事实说话了，但她没想到，对方的反应是这样。

不过，面对男人的这番话，纪博雅的反应也并不剧烈，她只是若有所失，她的理智告诉她，如果这段关系就这样结束了，也好。这个人一脚踏两船，对她不真诚，这样的关系，就不该继续。没想到，接下来的两天里，她看了一本心理学的学术性著作，上了一次有关亲子教育的课程，在那本书里和那堂课上，她都被问到一个问题，那就是："你现在最大的期望是什么？"

对于纪博雅，如果要诚实地回答这个问题，那么，答案依旧是："能真正爱一次。"

纪博雅回想着自己在调查姐弟恋问题的时候，遇到的形形色色的答案和案例，最后她决定，尝试着真诚地投入一次。她要认认真真对这个男人说一次心里话，于是，5月6日，她去找了他。

但是，她的心里话没来得及说出来，因为，对方先说了。

男人说，他是个普通人，想要一份稳定的感情。纪博雅对他这句话很不理解，因为这个男人的女友明明就出轨了啊，怎么可能给他稳定的感情？

纪博雅认为，反而是她自己，可以做到在这两年内和他好好在一起，给他稳定的感情。这个男人自己说过，他30岁之前不考虑婚姻。纪博雅认为，他俩在一起正好可以各取所需。

但是，这些想法只是停留在纪博雅的脑海中，没能表达出来。

纪博雅说到这里，有些困窘地看向我："朱医生，我发现，我有时候和人交流是有些问题的。当我觉得对方可能对我说的话不感兴趣的时候，就是有千言万语，有上百条理由，我也会懒得开口，这个问题出现不止一次了。"

她告诉我，当她第一次参加心理咨询师考试的二级论文答辩时，那个主考反复问她一个问题，这让她感觉那个老师是在故意刁难她，她当时就很不愉快，采取的回应就是低头看着桌子不吱声，后来就没通过。

考完后纪博雅也想明白了，那主考也可能是故意的，是想考察一下她的心理素质，以及对这样场景的应对方式，结果，她显然不合格。但是，在那之后，纪博雅还是没能接受教训，当遇到类似情景的时候，她还是说不出话来！

于是5月6日那天，纪博雅就坐在那男人公司楼下的咖啡厅里，听男人一直说些他女友怎么跟着他受穷，他要报答她的话。

纪博雅没受感动，到要离开的时候，她对男人说，她曾经为她丈夫做的，比男人的女友为他做的，多得多，但那不是爱。爱一个人，做什么的时候，不需要提醒对方报答自己。不过，既然男人决定了，那么随他去吧，毕竟他的生活是他的。

这次见面的整个过程中，纪博雅只来得及说了一句："我以前和男人交往，总是不能说真话，即使别人看着我亲切和善，其实我的心，离他们千里万里。但现在，我下定决心，以后对你，只说真话。"

另外，告别时，纪博雅望着男人工作的摩天大厦，对他说感谢和他的一场相识，让她意识到，她可以为自己的幸福负责，而不是到别人身上去寻找。她已经相信，纵然自己放弃了现在所有的安稳，也可以靠自己的智力和能力，靠自己的劳动，得到想要的生活。她说她欣赏这个年轻男人的勤奋。

纪博雅以为，事情到此就结束了，她已经做出了足够的努力，表明了态度，而对方也给了明确的拒绝。但她没想到，事情的发展总是超出她的预料。

这次谈话过去大概一个多月，纪博雅的丈夫忽然对纪博雅说，他要去趟西藏，然后好好考虑一下两个人的婚姻，仿佛漂浮多年的阴魂突然露了个脸，触动了纪博雅的心，她回忆起仿佛尘封了几个世纪的前尘往事，在一辆出租车上泪流满面。

出租车司机看到纪博雅流泪，对她表示了关心，得知情况后，满不在乎地对纪博雅说："你还年轻，一切都可以重新开始！"

这使纪博雅受到了震撼。她以前想的，都是失去了什么，没什么样的可能了，她从来没想到过，还有什么样的可能。司机的话给了纪博雅又一个新的生活视角，她积攒了几天的勇气后，再次打电话给那个年轻的男人，问他："你爱你女友吗？"

对方回答："不知道"。

她又问他："你想我吗？"

对方说还好。

纪博雅接着告诉他，她准备离婚，而且，有个司机对她说，她完全可以重新开始。

那个年轻男人回答，是的，他也这样想。

然而，整个通话的过程中，男人的态度不冷不热，这让纪博雅再次确信，对方对她不感兴趣，于是她放下了电话，也放下了希望。

可是，不到一个月，7月份的某天晚上，年轻男人忽然给纪博雅打电话，说要见面，要和她开房。他说，他给不了纪博雅关心和爱，但能给纪博雅高潮。

纪博雅很不客气地回答他，她不认为他能做到，因为在她需要高潮的时候，他并不能及时出现。纪博雅的回答让对方一下子就泄了气，这次通话就此结束，两人也没见面。

没几天后，年轻男人生日那天，他又打电话来，说要见面。这次纪博雅很犹豫，她不明白，明明是要结束的关系，这又要见面是要做什么？而且，纪博雅不喜欢这种被招之即来、挥之即去的感觉，因此没有立刻答应，说考虑好后，下班后给他回复。

结果等纪博雅下班后，对方的电话就打不通了。打不通就算了，纪博雅虽然生气，但也没有再去理会。

8月份，对方又打电话来，说要见面。不过，最后两个人还是没见。这次情况和7月份的情况差不多，还是先约好了，事后又取消了。

9月中旬，这位男士又来约纪博雅，纪博雅还是犹豫，最后，两个人还是没见成。

纪博雅说到这里，望着我道："朱医生，这期间，我不理他，他还主动给我发方位信息，让我知道他又到哪里哪里出差了。他这样做，让我混乱了，我真不知道他到底要干什么！他到底是想怎样啊？！"

"您知道他这样对我造成的影响是什么吗？就像是我受了一次伤，流血了，然后我很痛，想找个地方歇着，等着伤口慢慢愈合，结果我安安静静，老老实实，谁也没招惹，好不容易等着那个伤口刚刚不流血，结了痂了，这混蛋就又跳出来，把我的伤口给揭开！"

"他这么出现了又消失，消失了又出现，一而再，再而三，我已经受不了啦！我快被他整疯了！这个人能靠点儿谱吗？他是不是个精神病啊？！"

"最后我想，好吧，我管不了他，我先管好自己吧。我先看看我到底是怎么回事！我该怎么管理好我的生活！于是我去寻找了一位有经验的心理咨询师，进行了专门的咨询。"

第七章
一次失败的心理咨询——我该何去何从

"专门的心理咨询？"纪博雅的话让我产生了兴趣。

我还记得，2007 年我初次见到她的时候，就曾经建议她进行专门的心理咨询，但那时候她出于种种原因没有接受我的建议。现在得知，在来我这里之前，她已经去咨询过了，我不禁好奇，想了解详细的情况。

我问道："那个心理咨询师大致是什么情况？是哪里的？你怎么决定选择他而不是别人的？"

"嗯，是个男咨询师，大约 50 岁。"博雅回答我，"我遇到这个咨询师也是偶然，是因为我关注了一些心理学的微博，看到了他发表的一些文章，觉得他还是有些学术深度的，所以才决定找他。"

纪博雅初步了解这位咨询师的从业经历和咨询经验，发现他在婚恋家庭咨询方面已经有 10 年左右的经验。虽然这位咨询师并不是心理学专业出身，但她也知道，在心理咨询这个行业，心理学学专业毕业的未必就能成为一位好的心理咨询师。而非心理专业毕业的咨询师，也未必就不是一名好的咨询师。根据他的经验，她考虑选择他。

此外，这位心理咨询师的年纪和男性身份，也对纪博雅的选择起了重大作用。纪博雅认为，她从小和异性的接触太少，尤其缺少父亲的指导，她想，这位咨询师可以补上她这方面的缺失。另外这位心理咨询师在外地，这也让纪博雅感到安全，她认为这能让她避免相关圈子内可能对她和她认识的人造成的影响。最后，这位心理咨询师的资费，每个时段600元，一次交齐5 000元，如果做过几次，觉得问题已经解决了，不需要再做了，剩下的费用是可以退回的，这也让纪博雅认为可以承受。因此，她选择了他。

"缺少父亲的指导，博雅，你这句话是什么意思？"我问纪博雅，在和博雅的几次接触中，我发现她多次说到，和男性接触少，缺少父亲指导这样的话。我想澄清一下，她这句话的真实含义。

纪博雅回答我："哦，是这样的，在我成长过程中，我父亲几乎是缺失的，他就好像不存在。记得我上中学的时候，有一次特意约了我爸爸的时间，向他请教和男生相处的问题，结果在我滔滔不绝半个多小时后，他问我，说完了吗？还有吗？我说，没了，说完了，然后他站起来就走了，一句话也没说。那之后，我就不再问他什么了。"

"原来是这样啊。"我点点头，在面前的咨询记录纸上记下了这一条。

"我们接着说这个咨询师吧，"纪博雅继续说道，"以后我就把这位心理咨询师称为老张吧。这儿我得说明一下，我是想称呼他为张老师，但他始终坚持让我叫他老张，我也没办法，只好听他的，叫到现在，也习惯了。"

纪博雅接下来对我讲述了她这次心理咨询的过程。

纪博雅在老张那里的心理咨询一共做了3次。她找老张做这个心理咨询，还是为了解决和那位年轻男士的情感纠葛问题。

纪博雅想解决的，并不是怎样才能得到对方的心，她纠结的还是：

"我过去都错了吗？我现在呢？是不是会继续犯错误？我不想再犯错了，那我现在该怎么办？"

但是，和老张的第一次谈话似乎没有目的，也没有方向。纪博雅没有直接诉说让自己纠结的问题，让她诧异的是，对方也没有询问她这个问题。在这次咨询之前，老张要纪博雅写了一份个人的成长史，但在这次咨询中，他也没和她讨论这些。

纪博雅抓了一个莫名其妙的问题去问老张："我明明很爱金钱的，可是，有人愿意给我钱的时候，我却不能痛快地接受。"

她告诉老张，有不止一个男人都提出过给她钱，让她做他们的情人，但纪博雅都没接受。这也就算了，关键是，纪博雅的丈夫有一次回家，破天荒地给了她 1 000 块钱，她也觉得十分尴尬。

纪博雅问老张："妻子花丈夫的钱不是天经地义吗？按说，能花到他的钱，也是我一直以来的愿望啊，为什么我会这样尴尬？"

老张分析说，纪博雅喜欢的是花凭自己能力挣到的钱。但是，纪博雅感觉，这句话说了就像没说。如果说第一次咨询达到了什么目的，以及解决了什么问题的话，纪博雅认为，这次咨询可能达到了让她试探老张，看他是不是真的能对一些问题从心理咨询的角度给予帮助的目的。

第二次咨询的时候，纪博雅说了和这位年轻男子的交往，她问老张，这位男子对他女友近乎是病态的俯首帖耳，是不是可以当作他对那个女子的感情的反映？如果这个男子对他女友这样爱之入骨，无法割舍，那么，他为什么又来结交其他女性？比如她自己，比如他在网上努力建立着的和其他女性的关系？

纪博雅问老张，这是不是能说明，这个男人不是个合适的交往对象，为了她自己好，她应该快刀斩乱麻，断绝这份关系。

老张的回答出乎纪博雅的意料，他说，这位男士和别的女人的关系并不是问题，甚至他和多少个女人来往都不是问题，关键在于纪博雅和他相处时的感受。

纪博雅当时很是疑惑，心想，原来这样也可以？即使明知一个男人在同时和多个女性来往，她依旧可以考虑和他发展感情？

老张说的这些，是纪博雅从前坚决不能接受的。但是，现在这是付费咨询，一个专业的咨询师提出了这样的观点，那么，纪博雅开始思索了。

她想起原先在网上、在工作中请教过的那些心理咨询师同行、包括我，确实也有不止一个人对她说过"你有什么样的感受"？而且，不止一个心理咨询师说过，"该怎么做，你可以靠直觉做出选择"。

可是，纪博雅觉得，她找不到自己的直觉，她不知道自己的直觉是什么。

老张说，直觉是根据经验形成的一种对事物的判断。

但纪博雅不认为自己有过好的经验，按照她以前的经历，她从来没有过发自心底感到幸福的体会。她不知道那该是一种什么滋味，所以，她做不出选择。

但，如果说直觉就是理智的话，纪博雅也知道，那不对。因为，她从前一直都是靠理智行事的。如果她不够理智，那么，这次遇到这个年轻人，她早就不顾一切去飞蛾扑火、万死不辞了。她以前判断每件事都用的是理智，瞻前顾后，以求万全，结果却总是和希望背道而驰。

纪博雅有些绝望，她既没有直觉，也不相信自己的理智，她彻底丧失了判断力。她寻求心理咨询师的帮助，心理咨询师却给她这样含糊不清的指点，她还是一片迷茫。但是，还是那句话，因为是付费咨询，所以纪博雅没把咨询师说的话当耳旁风，而是继续认真探索。

目前，这个问题还没探索出来，但纪博雅记得，在第二次咨询快结束的时候，她痛哭流涕。

纪博雅很久没有哭过了，自从大学毕业后，有十几年的时间，她都不记得自己再哭过，但自从学习心理咨询后，这是她第三次哭了。这三次，她哭得都十分真诚，涕泪交加。这说明，心理咨询触及了她的内心深处。

老张问她哭什么，纪博雅回答，她伤心的不是和这个年轻人没有未来，而是深深后悔在一起的时候，没有全心全意，她感到非常遗憾！

第二次咨询结束的时候，老张建议纪博雅，先把对她丈夫的情感做一个了结，然后再来谈新的感情的事。纪博雅对老张的这个建议嗤之以鼻，她对老张说，她认为自己和丈夫的关系不必再处理，也没有再处理的必要，这段关系彻底死亡了。

但老张说，既然两个人在一起那么多年，还是有些什么牵绊的吧？否则，纪博雅待不下去。

于是，在第二次咨询结束后，纪博雅又重新考虑了和丈夫的关系，她问自己，是什么让自己忍耐了这桩婚姻这么久？后来她认为，是她丈夫曾经对她的依恋和他对婚姻的坚持。纪博雅其实不管是婚前还是婚姻中，都不止一次地表示过对婚姻的失望，但对方都没有放弃。

纪博雅说到这里，看向我："朱医生，想到这儿，我已经发现了我的一个问题，就是，除非我特别讨厌一个人，否则，我是无法主动断绝和一个人的关系的。甚至，即使我已经很讨厌一个人了，只要还能忍受，我也说不出主动断绝关系的话。我不愿意和人发生冲突，我把决定的权利交到对方手里。"

"我第一次结婚的时候就是这样，我当时已经根本不想和对方结婚了，但是我们已经领证了，我想和对方分开，但不知为何，就是觉得没法开口。所以我让对方选，一周之内，要么举行结婚仪式，要么去领离婚证。结果对方选择了举行结婚仪式。不过我非常失望，但我也没有办法了，最后我们果然黯然收场，这还不如一开始就不结呢！"

"不过这些我都没来得及和老张讨论呢，突如其来的一次加急咨询结束了我和老张的咨询关系。"

这次加急咨询，是纪博雅和老张之间的第三次咨询，也是最后一次。它发生得很突然，打破了事先约好的一周一次的咨询设置。在这次咨询之前，纪博雅从来没想过，她会用到紧急咨询。她自信地认为，她一定会每一次都按照咨询设置走，即使情况有变化，她也能提前安排好。

然而，人对自己的了解，永远是不够的。

就在和老张第二次咨询结束的第二天晚上，那个年轻男人又打电话来了，那是 2011 年 10 月 1 日。

纪博雅望着响起的电话，不知道如何是好。她全身像过电的感觉，心口又酸又麻，就像那些爱情小说中的描写。她很想接这个电话，但是她也知道，接了后，事情不会有任何变化。这个男人，给不了她想要的东西，他已经做出选择了。所以，那天晚上，她看着电话一响再响，最后还是坚持没接。

电话铃声停了之后，纪博雅很伤心，为了避免自己再难过，她把对方的号码拉黑了。然而第二天，对方换了个电话号码，打进来了。在电话里，对方强烈要求见面，纪博雅没坚持住，答应了。对方很霸道、很得意地在电话里对纪博雅喊："我告诉你，纪博雅，你就得接我的电话，就得见我。"

这并没让纪博雅感到反感，而是感到一种小男孩撒娇的亲切感觉。

这次见面后，年轻的男人给纪博雅讲了 3 个小时，他如何发现自己的女友和别的男人交往，以及他如何痛苦的事。

纪博雅只有呵呵了。

她能说什么？

去批判这个女孩子吗？可是，这位男士自己不也在四处寻芳吗？

纪博雅再次感到，这个年轻人和自己丈夫的相似之处。

当年，在她还不认识她丈夫的时候，她丈夫有过一次恋情，然后，在这次恋爱的同时，他和别的女孩子发生了性关系。他原先的女友并不知道他和别人上床的事，但是，因为异地恋的原因，她不愿意再继续这份恋情，提出了分手。分手后，她丈夫在家痛苦了很长一段时间。在这个过程中，他从来没想过他自己做的那些不忠诚于感情的事。

然而，在这个年轻男人诉说这些的时候，纪博雅虽然想起了这些往事，却没有对这些往事有什么深刻的想法，这些念头只是在她的脑海中一掠而过，她的注意力，仍然放在面前这个男人对她到底是什么感情的问题上。

那一夜，她和这个年轻男人又住在了一起，这也出乎她的预料，她以为，在一个男人全心全意为另外一个女人痛苦的时候，是不会有这种行为的，然而，他还是有了。

第二天一早，纪博雅问那个男人到底想找什么样的女朋友，对方回答，找像纪博雅这样的。纪博雅立刻明白，在这个男人心里，她依旧是不被考虑的对象。"像"这个字，代表的含义就是"不是"。

那天，那个男人很痛苦，反反复复想联系上自己的女友，但对方一直关机，他不断自语："我今天可怎么办啊？我可怎么办啊？"

纪博雅觉得，也许，这个男人需要的是自己陪伴在他身边，然而，在纪博雅心目中，工作，具有至高无上的神圣地位。即使是她自己失恋了，她都会坚持上班的，更何况，这只是一个不爱她的男人！因此，虽然她有所犹豫，但最后，她还是选择了去上班。

和对方告别前，对方本来说"晚上我还来找你"，但就在说完这句话后，他女友的手机忽然能打通了，于是，这个男人拒绝了纪博雅提出的让他送她到单位的要求，再一次，一声招呼也不打地消失了。

这一次纪博雅没再掩饰自己的愤怒，她发微信验证消息骂他："你这样对待帮助了你的人，活该众叛亲离！"

她本以为对方又要装死，不料那男人发回消息说，这次他要自己面对，又问纪博雅是不是要和他加成好友。

纪博雅说，不加。她告诉他，她认为她对他就是无情无义，而即使她把他加回来，他也不可能让她如愿，所以，就别白费劲了！

然而经历了这一晚上，纪博雅原先做的心理建设工作又全部倒塌了，她只好启动了有生以来第一次应急装置，在第一时间联系心理咨询师老张，要求紧急咨询！

可是，老张不肯和纪博雅谈刚发生的事情，而是反复再次强调，要纪博雅把从前的感情先处理好。他让纪博雅自己一个人静静地待着，排除一切外界扰动，想清楚一切，然后，再进行下一步。

老张的反应激怒了纪博雅，她无法认同这样的咨询方式，她问我："难道在心理咨询中，我们应该关注的，不是来访者想关注的问题，而是咨询师想关注的问题吗？"

"假使我有能力、有心思静下来分析问题，我又何必找他？而且还是紧急咨询？"

纪博雅在咨询中表示了对老张意见的认可，然而，咨询结束后，她申请了结束咨询，只是，她没说结束咨询的真正原因，而是用了另一个理由。

在听纪博雅讲述这次心理咨询的过程时，我发现，纪博雅果然如她自己所说的，和别人之间的沟通存在问题。

当她发现和对方沟通不太顺畅时，她所做的，经常不是再加以努力，让别人了解她的愿望，而是直接中断和对方的交流。

她第一次参加心理咨询师二级考试答辩的时候，是这样。

她每次和那位年轻男士见面交流的时候，是这样。

这次她和老张的心理咨询，还是这样。

在我看来，纪博雅这样的行为，是在主动中断和人的关系。

那么，她这样的行为模式，能反映什么问题？又是什么样的原因，使她养成了这样的反应方式？

我想，把这些问题探索清楚，可能会让纪博雅对自己有更多的了解。可是，我无法确定，现在是不是向博雅揭示这些问题并和她共同探讨这些问题的最佳时机，我不想做第二个"老张"。

所以，我犹豫再三之后，还是什么都没说，只是问博雅："还有呢？"

"还有，"纪博雅忽然望着我，微微笑了起来，问我道："朱医生，你知道什么是 SM 吗？"

第八章

你知道什么是 SM 吗——我是"女王"

　　纪博雅问我："朱医生，你知道什么是 SM 吗？"

　　我点点头。

　　SM，全称是"sadomasochism"，中文译称"性施虐与性受虐"。这一名词可以在沈渔邨教授主编的、人民卫生出版社出版的第四版《精神病学》第 529 页看到，属于精神病学上性变态临床类型中的第七类条目。

　　施虐和受虐的双方，需要通过现实或想象中的、心理或身体上的伤害行为，获取性兴奋或性满足。判定一个人是否属于 SM 族群，要看这个人是否会将相关想象付诸行动，并且，时间长度是否达到半年以上。

　　"朱医生，我得告诉你，我是个女王，"红博雅说。

　　"女王？"我瞬间接收到了这句话后的大量信息。

　　"女王"或"主人"是虐恋活动中受虐方对施虐方的称呼。纪博雅这句话的意思是，她是一个虐恋活动的参与者，而且，她的身份是"S"，虐恋活动中的施虐方，而"M"是虐恋活动中的被虐方。

　　"等一下，博雅，"在纪博雅继续讲述之前，我喊了暂停，我提醒她，"博雅，我很愿意继续听你说，但是，你得先确定你今后不会为现在给我讲的这些而后悔。"

纪博雅听罢一笑，我也说不清楚这个笑容具体是什么含义。她说："我不后悔。"

"实际上，我的家人，比如我母亲和我姐姐，她们已经知道一些了。很多年前，我就把我的这个问题告诉过她们。她们开始挺担心我的，不过后来看我的行为没什么异常，应该暂时把警惕心放下了吧。我知道您是精神科医生，应该不会因为得知这些内容而对您产生什么影响，又想到，您必须知道我的全部，才能帮助到我，所以我才决定把这些内容告诉您。"

纪博雅告诉我，在她28岁之前，并不知道世界上还有"SM"，虽然她是医学院毕业的，但是对于"性"这件事，她从来没有刻意探索过，即使时至今日，她依然觉得自己是一个精神上的处女。

纪博雅了解到什么是SM，是在她28岁，第一次婚姻即将破裂的前夕。当时，她那位丈夫愚蠢地下载了大量黄色视频片段，进行了自慰，以此来向妻子示威，以表示他不会响应妻子在婚姻中的情感需求，还想以此来引诱妻子对他屈服。

纪博雅耻笑他这种行为，同时登录他下载那些资源的平台吐槽，大意是说，这样一堆无聊重复的东西，也值得众人如此热衷？真是可笑。吐完槽后，有人问她："你觉得什么样的有意思？"

按照纪博雅的本性，对于这样的交流，一般采取的措施就是"无视"。但那天鬼使神差，她居然认认真真感受了一下自己脑海中能引起欲望的场景，然后，她如实回答，她喜欢看一些女孩子被捆绑、想挣扎又没办法，很无奈的那种。对方告诉她："哦，这叫SM。"并立刻给她发了一些片子，还告诉她一个聊天室的网址。

这个人，是位女性，一位上海的"女S"。

随着对 SM 了解的增多，纪博雅意识到，她原先不是对性不感兴趣，而只是对普通的性不感兴趣。

一般人提起 SM 来，可能都会觉得十分可怕，认为 SM 的参与者必定都是一些色情狂，然而，事实上恰好相反。SM 的参与者，不但不是色情狂，反而是性能力低下的一类人。普通人在正常情况下，比如看到美女帅男，就会有相关想象和兴奋，但 SM 的参与者，只有在特定条件下，也就是那些有侮辱、伤痛存在的情境下，才会兴奋。

这种需要得到额外的刺激才能兴奋起来的人，属于性能力低下，而不是对性敏感。

纪博雅就属于这种情况。

她回忆起一些往事，比如：在大学里谈恋爱的时候，会在读书空闲的时候，掐男友大腿内侧，欣赏对方脸上忍痛的表情，并且为之兴奋；在读一些小说的时候，会对兴奋和痛苦结合在一起的情节格外感兴趣……

这个离婚前的小插曲，让纪博雅认清了自己的 SM 特性，不过这个小插曲并没有影响纪博雅离婚的进程。离婚后不久，纪博雅就认识了林世伟，是在一个 SM 的网络聊天室里，林世伟是个"M"。

当时那个聊天室，和现在的不太一样。那时网络还没那么发达，会上网的人还不太多，所以，那个聊天室虽然是个 SM 聊天室，但里面的人大多有着体面的身份，群主管理也很严格，聊天室里不允许色情信息出现，也没有什么主播、视频播放，大家公开谈的都是些大众话题，互相了解后，互有好感的可以开小窗口私下联系。

林世伟和纪博雅谈的是诗词歌赋，甚至是军事历史。几次聊天下来后，林世伟不知为何爱上了纪博雅，他用屈原的楚辞来描述她："既含睇兮又宜笑，子慕予兮善窈窕……"然后，他主动提出要见面。在经过十几个小时的车程后，林世伟来到纪博雅的身边，而且主动拥抱、亲吻了她。再然后，聊天的性质改变了，两个人尝试了主奴游戏，轮换扮演了"S"或"M"的角色。再后来，又经过了一些折腾，他俩结婚了。

但在一起后，他们玩 SM 游戏的频率越来越少，好像都恢复了"正常"，到后来这种爱好几乎完全消失了。等纪博雅参加工作后，心情开始低落，这方面的事就更没有了。

纪博雅重新对 SM 燃起欲望的时候，是在得知林世伟出轨后。

在她知道丈夫出轨后，有那么一两个星期，她突然欲望大炽，又开始寻找 SM 的文字或片子看，然而，这距离她之前最后一次接触 SM，已经过去了 10 年。不过，这次死灰复燃的时间很短，也就几个月，在生下孩子后，纪博雅的欲望又消失了。直到 2011 年年初，那次催眠课后，不知不觉间她发现她又开始在网上搜索和 SM 相关的小说看了。

然后，她现在交往的这位年轻男士，就是在那之后，她在一个 SM 的 QQ 群里认识的。

纪博雅说到这里，意味深长地望向我："历史总是在重复。"

我点点头。

纪博雅给我讲述的这些，非常有意义。

心理学上有个名词，叫做"强迫性重复"。

据说，大概一个多世纪之前，有位心理学家在对他的孩子的观察中发现，孩子在经历了一件痛苦或者快乐的事件之后，会在以后不自觉地反复制造同样的机会，以便体验同样的情感。这位心理学家把这种现象称为强迫性重复。

在人际关系中，强迫性重复可以理解为一个人小时候形成的关系模式的不断复制。而在生活中，我们也能观察到，不管是我们自己，还是别人，有时候，会不断重复同样的错误。甚至在我们已经意识到了这是个错误的时候，我们的行动还是会快过我们的大脑，按下那个触发灾难的按钮。

纪博雅的这两次亲密关系，和她丈夫林世伟，和她现在的小男朋友，有太多的相似之处。

我听到这里，忽然想到，虽然纪博雅一再说，她没有直觉，不能判断，但事实上，她的直觉已经在起作用了，从开始就是。

这个直觉在保护她，不允许她投入到和现在这位年轻男士的关系中去。

因为，这位男士和她现在的丈夫——带给她深深痛苦的这个人，实在是太像了！

虽然他的柔情蜜意足够打动她，但是，她的直觉已经看到了那柔情蜜意背后掩盖着的万丈深渊。

只是，纪博雅还没有意识到这一切而已。

我沉吟着，是不是该把我意识到的这些说出来，但是，我非常明白一个道理，那就是 "当火候不到的时候，再正确的话，说出来也是错误的"。我观察着博雅的神态，感受着她的情绪，最后我认为，她还需要继续说。

我意识到，纪博雅现在对我倾诉的这些话，除了我，生活中再没有别人能来安心倾听，也再没有别人能帮她分担。我需要给予她这种支持，因此，我闭上了我的嘴巴。

纪博雅这时候说道："我这个交往对象的名字叫蒋霍然，有时候，我会叫他小渣。因为在我看来，他的行为实在太渣了！"

"有关我找 M 这件事，我还得给您解释一下。"纪博雅告诉我，在她看来，从理论上来说，S 和 M 的关系和普通男女朋友是不一样的，一般，M 要对 S"效忠"。在"主奴关系"没有解除，或者在不经过 S 允许的情况下，M 是不能自行离开，以及不能寻找别的主人的。

在 SM 的游戏里，男 S 通常都会和女 M 发生性行为，因为"性"这件事本身好像就带着破坏和羞辱的色彩，本身就是一种"虐待"行为。而女 S 则不一定和男 M 发生性行为，因为"女王"是高贵的，是高高在上的。如果游戏进行到最后，"女王"和 M 发生了性关系，那么，那是"女王"对 M 的额外恩赐。也就是说，SM 并不意味着一定会有性关系。

对于 SM 这件事，纪博雅不赞同滥交。

她主张大家在意识到自己有这方面的嗜好后，寻求相同嗜好的人进入恋爱或婚姻，而不是把真实的生活和性嗜好两者割裂。对于她自己目前没离婚，就再次涉足这方面的问题，她的看法是：结婚证不过一纸证书，更重要的是它其中蕴含的东西。她丈夫早就违背了婚姻的契约，所以，她的行为既称不上背叛，也称不上违背道德。

纪博雅就是在这种思想的指导下遇到蒋霍然的。

当时蒋霍然说自己是个北京的 M，原先的"女王"前不久出国了，他想找一个新的主人。一个要找 M，一个要找"女王"，两个人目的明确，所以，一开始聊的就是各自在调教方式上的偏好，比如，是喜欢言语的羞辱，还是喜欢身体的疼痛。但也不知道是怎么回事，聊着聊着，他们就聊到了个人兴趣和爱好上。

蒋霍然说他喜欢读书、看电影和运动，而纪博雅也喜欢读书和看电影，喜欢爱运动的男人。

但是，就像纪博雅说过的那样，过分好的感觉吓到了她，她怀疑蒋霍然是个网上老手，于是，为了验证假想，她用了一个小小的老招数，申请了一个新的 QQ 号，加蒋霍然为好友。他接受了，然后，同样和这个 QQ 号聊得热火朝天，第一次聊就约请见面。

纪博雅不知道自己是该失望还是该开心。失望的是，这个人果然同时和这么多不同的女人在聊，不一定非她不可，换了谁都是一样的；开心的是，她的推测是准确的，她并不是个蠢货。

纪博雅说："换了以前的我，遇到这种情况，一定会毫不犹豫地剔除这个人选，我以前就是那样做的。可是这次不行了，我的欲望已经被挑逗起来了。即使我明知他一只脚踏几条船，我也没法丢开他，至少，我得等欲望释放后才能停止这份关系。"

不等我追问"欲望已经被挑逗起来"是什么意思，纪博雅就主动告诉我，在蒋霍然之前，在网上她还遇到过一个打动过她的人。

那个人是个上海的硕士——小 Y。一开始，纪博雅对小 Y 没什么感觉，但是因为对方很有礼貌，所以她也还之于礼貌。但有一天，不知怎么的，两个人就谈到"是纯真的生活，还是世故的生活"这个话题上去了。

纪博雅心底里是赞同纯真的生活的，她认为不论经过多少风雨和坎坷，也要坚持纯真，问心无愧。但是，以前她这种观点一说出来，就会招致无数嘲笑，所以，和一个网络上不怎么熟的人，她认为犯不上说那么多，就按照和一般人相处的经验，表示了凡事不要太认真这种态度，没想到对方的反应特别强烈。

小 Y 说，他从小生活的环境就是身边的人都太世故了，以耍弄权术为生活方式，他也曾经这样世故地生活过，但最后他发现那太没意思了，他现在决定要坚持纯真。

正要下线关机的纪博雅，被对方的这一句话，这一种强烈地坚持要纯真生活的态度一下子点燃了！她没想到这世上还有即使遇到嘲讽，也要坚持做自己想做的人的"异类"，她感觉这个人是这样干净，就像从来没有被污染过。

一股热流像喷泉般刹那间从她心里涌出来，她整个人都热起来了，对小Y从无感扭转成了满怀热情。

接下来的几天，他俩天天聊天，以"主人"和"奴隶"的身份，在虚拟世界中满足着饥渴的欲望。他俩甚至约好了10月份在上海见面。

然而没过几天，小Y家里忽然出了一些事，他得赶回家去陪父母，不能再和她那样频繁联系了。这件事仿佛一瓢冷水浇在纪博雅头上，让她意识到，她和小Y未来的交往，也会是这样阻碍重重。他们一个在北京，一个在上海，以后需要通过两地奔波来满足现实的欲望，但这不可能是长久之计。

纪博雅很懊恼，她的情绪已经被调动起来，就像一张被拉开的弓，充满了张力，而那支即将被射出去的箭，却在这个时候受到了阻碍。

箭在弦上，不得不发，纪博雅需要另找一个人，一个距离她不远的人，以便想见面时就能见面。蒋霍然就是这个时候出现的。所以，即使纪博雅知道对方满口谎言，事情的走向也不容易改变了。

而且，纪博雅那时候以为自己很清楚，这不是谈恋爱，这只是SM游戏。只要安全能保证，对方说什么谎话又有什么关系呢？她甚至告诉蒋霍然："我现在满是欲望，虽然不是因你而起，但是你让我感觉很好……"他俩的见面就这样发生了。

如果只是SM游戏，那么事情就简单了。然而见面后，两个人开始散步聊天，从晚上10点一直聊到深夜两点。最后，他们发生了关系，却不是

SM 游戏。

　　纪博雅本来以为，第二天这些就结束了，她没想到，对方没有消失，还主动前来嘘寒问暖，然后，两个人一直纠缠至今。

第九章

意外的告白——我对你是有感情的

在接下来的谈话中，纪博雅告诉我，当她发现蒋霍然在撒谎后，虽然她貌似不在乎，但实际上，她对这个人是很难信任了，所以，她越是意识到自己对他的喜欢就越害怕，害怕这个人有朝一日突然消失，或者说翻脸不认人，她不断告诫自己，"他是有女友的，他不过是来玩玩"。

然后，为了保护自己免受突然被丢开的痛苦，她也和其他人开展着关系；她给自己准备了小Y、一个即将毕业的大学生小G，以及一个1977年出生的自称精英男的狮子座MBA，她计划拿这些男人做未来可能发生的痛苦的缓冲垫。

纪博雅并不准备和这三个人建立深刻的感情关系，她也很清楚，自己喜欢的只有蒋霍然。"喜欢一个人，却和其他的人在一起"，这看起来似乎非常矛盾，但是纪博雅认为，这是她成熟的表现，体现着她可以接受一种复杂的情感了，而不是像从前那样非黑即白。

纪博雅认为，她这样做，是在保护自己，也是在保护蒋霍然。因为，她的这份喜欢是对方不需要的，所以，只有表现出对对方的不在意，对方才会放心和她交往，不把她的存在认为是困扰。

另外，纪博雅说，小Y和小G都是处男，二十岁刚刚出头，和她是第一次，这也是能满足她的一点。一方面，她认为他们是干净的，另一方面，她想，即使他们对她没有丝毫的感情，她也将会是他们生命里永远的印记。她要人记得她。

纪博雅和这些男人的交往，从来没有隐瞒过蒋霍然。她虽然不曾对他诉说过细节，但是，她也从不刻意回避提到他们。

前几天，纪博雅接到小 G 一个电话。

小 G 对纪博雅表白，说从看见纪博雅的第一眼就喜欢她，现在他要毕业了，他要来北京找工作，然后陪伴纪博雅。

纪博雅拒绝了，她和小 G 不过只有一面之缘。在当初见过那一面之后，纪博雅就意识到小 G 对她不合适，她和他没有共同的话题。这些话，她都明确地告诉过对方，现在她的心意仍然没有改变。

放下电话，纪博雅想起蒋霍然，她忍不住给他发了一条信息，对他说了这件事。纪博雅说，她希望能得到蒋霍然一个确定的拒绝，就像她拒绝小 G 这样，明明白白让她能彻底绝望。绝望后，她就可以开始新生。

一如既往的，纪博雅不指望对方能理会她，便沮丧也不无怨气地在后面又加了一句："我以前以为你是能听明白我说话的人，但现在才发现，可能也不是的。我和你，从来就没有真正认识，根本就不知道对方到底是什么人！"

没想到，这次蒋霍然方秒回了。

在秒回的微信里，蒋霍然说，他一直很欣赏纪博雅，现在也是；他时时刻刻想和纪博雅滚床单，至今也是。他和纪博雅之间曾发生的一切构成了可以被称作感情的一段回忆。现在这样挺好的，只要彼此心里有，互相惦记着，就很好了。做朋友吧！

他还说他已经有了新喜欢的姑娘，正在和原来的女友分手。

纪博雅一瞬间就混乱了。

思想上欣赏，身体上也渴望，这在纪博雅看起来，不就是爱情吗？

尤其是"身体上的渴望"，纪博雅自认，自己的床上功夫乏善可陈，一直就像个青涩的小女孩，这样丝毫不懂得性技巧的她，也会被人渴望？

如果不是有些心灵上的东西，对方渴望的是什么？尤其是现实生活里，她和对方已经整整半年没见过面了！

明明有感情，却又不要在一起，这是种什么心理？

纪博雅被这个回复闹得很痛苦。那一晚，她一直在为蒋霍然的这个回复纠结。次日晚上，她去参加了李子勋主讲的一个心理学讲座，听完讲座后，纪博雅感到自己需要和蒋霍然谈一谈。人生那么短，她要正视自己的情感需求。

纪博雅意识到，自己之前不想和蒋霍然建立正式的情感关系，除了有姐弟恋的顾虑之外，她还对两个人在一起后面对的现实生活有焦虑。

纪博雅和蒋霍然的收入都不高，合起来也才七八千元，两个人都没房子，如果纪博雅离婚了，他俩在一起，在地铁站附近租个房子的话，即使是北五环外的一居室，每个月都得花三千多。

纪博雅说，假使有一天，她和蒋霍然从超市买东西出来，拎着大包小包走在路上，却遇到了和小三悠然自得开着车从身边经过的林世伟，这样的情景将使她无地自容！

而且，曾有过的婚姻生活的经历，也使纪博雅不愿意再踏入一段婚姻了。她认为，这个社会对男女是不公平的。

一个男人，结了婚后，下班后回家不做家务是正当的，偶尔做个家务就会被称作五好丈夫；而一个女人，也同样要上班，做家务却被当作是正常的，不做家务就会被视作十恶不赦。

除了做家务外，两个家庭之间亲戚的关系，也都必须由做妻子的出面去维护，妻子还要和丈夫的同事朋友处好关系……而男人呢？没人会因为他们做不好这些谴责他们。

纪博雅认为自己是有才华的，她想将余生的精力集中投入在对事业的追求上，而不是继续浪费在这些无人赏识的家庭生活中。

所以，她只想和蒋霍然做情人。

纪博雅望着我，眼露悲哀："想清楚了我在乎的是这些后，我很痛心。我意识到，不管对方怎样，首先是我不能付出。我舍不得自己。我对这个男人，按我的标准，可能算得上情深谊厚；但是，这种情谊，按照一份认真的感情的标准来说，可能还是远远不够的。"

"于是我想，大概，我需要为自己想要的，多付出一些。于是，我第一次主动给蒋霍然打了电话，我直接问他，他回复的微信究竟是什么意思？我看不明白。我不懂，既然有思想上的欣赏，又有身体上的渴望，为什么不能在一起？"

"他这次也够坦诚，直接说：'你已经结过两次婚了，还有孩子，可我将来是要结婚生子的，咱俩不可能。'可我有点困惑，因为他以前对我说，他不到30岁不会考虑结婚。而且，我不太明白我俩在一起和结婚有什么关系？他为什么会说到这个？"

"于是我对他说，我听不明白。"

"他就更直接地说：'如果是炮友的话，也就算了，可是我发现有感情了，那只有这样。'"

"'有感情？'我好疑惑，我听不明白他这句话，我迟疑再三，终于鼓起勇气问他：'谁对谁有感情？你是说，你对我有感情了？'"

"他说，是的！"

"朱医生，那一刻，我心里真不是滋味。"

纪博雅抬起脸，眼神复杂："我一直以为他是玩玩的，为此我做了那么多防范的工作。我从来不认为他认真过，所以我才那样毅然决然地要拉开和他的距离。结果，到了最后，从他那儿得到这么一句：他是对我有感情的。"

"他这句话鼓励了我，或者说点燃了我，我也不知道哪儿来的勇气，直接对他说：'蒋霍然，我喜欢你。这些日子，即使不联系了，我也一直牵挂着你。'"

"他那边很安静，过了那么一小会儿，他笑着说：'你是在告白啊？'"

"他这么一说，我倒愣住了，原来这就叫告白？我从前还真没想过。"

"就在刚才拿起电话的那一刻，我也没想到我会这样做。我只是想把自己想的告诉他而已。"

"他说是告白，那就是告白吧。然后我还是像从前一样，说我想和他在一起，过一段美好时光。我不需要结婚，不需要他为我负责，过两年，他想做什么就去做什么好了。"

"他说：'可是我不想这样，我想做一个负责任的人！'"

"我一咬牙，就说：'好吧，那结婚也是可以的。如果过两年，你想和我结婚，那我就和你结婚！'"

"蒋霍然又嘲笑我，说：'听你那意思，好像和我结婚，你多委屈似的。'"

"我说：'是啊，真的是要做很大牺牲的。'然后我把我担心的那一大堆都和他讲了一下，我说，我认为自己是有才能的，需要发挥，而婚姻会限制我的发挥。我好不容易才到了今天相对自由的境地，不想再重回牢笼。"

"蒋霍然没有就这个话题和我讨论，他就是表达不行。他说他容易冲动，怕会哪天控制不住自己，跑去和我结婚；又说前面是万劫不复，要我悬崖勒马。"

"朱医生，"纪博雅满脸困惑，"你听到这些话，会有什么感想？"

"为什么我的感受就是，他是喜欢我的，而且很喜欢，都曾考虑过和我结婚，要不然，他老往这上面扯什么？今天，我就是因为这个来找你的。因为我太糊涂了，我已经被搞混乱了。"

"我已经不能相信自己的判断力了。我很担心，他表达的不是这个意思，却被我听成了这个意思。我都担心我是不是得了'钟情妄想'，我是不是一直在一厢情愿、自作多情，只能听到自己想听到的东西啊？"纪博雅说到这里，已经激动地坐不住了，她跳起来，满脸担心和惊骇。

"钟情妄想"是精神病学上的一个症状，指的是患者固执地认为某个人对自己有深深的爱慕，但实际上对方并没有这样的感情。

我不无同情地看着纪博雅，回答道："博雅，'妄想'的主要特征就是对自己的想法坚信不疑，而你现在正在怀疑自己，所以，根据这一条，就能判定你不属于'妄想'状态。"

纪博雅听到我这样说，情绪顿时平复了很多，她喃喃自语："毫无根据、荒诞离奇、无法说服、坚信不疑，是吧？你说得对，我不是在妄想，我这些想法不符合妄想的几大主要特征。"她边这样说着，边再次坐下。坐下后，她明显没有刚才那样激动了。

望着前方空气里不知道什么地方，纪博雅静静地说道："朱医生，那你说，这到底是怎么回事？我到底该怎么办呢？"

纪博雅该怎么办，说实话，我也不知道。

我不是她，无法替她的生活做出决断。在我看来，心理咨询也从来就不是一门为来访者直接出主意的学科。

　　纪博雅显然也是知道这点的，所以，她虽然问了我"我该怎么办"，但实际上，她并没有等待我的答案。

　　她缓缓摇头："我不怕他不爱我。他不爱我，我放下就是了。可是，他竟然是喜欢我的，这样，我反而放不下了。"

　　"我需要了解我自己，我需要了解他，我必须，和别人建立长期的、规律的咨询关系，来探索和解决这些问题。朱医生，我已经做好了准备。"

　　我点点头："好的，我愿意陪伴你。"

　　在我看来，纪博雅今天对我所说的这一切，也不啻于她对我的一场"告白"。

　　我愿意陪伴她，继续进行下面的、探索心灵的旅程。

第十章
我要换电话号码 —— 他把我拉黑了

2012 年 4 月 3 日，在纪博雅对我讲了有关 "告白" 的事大约 10 多天后，她来找我了。

这一次，她一进来就满面尴尬，她说："朱医生，我觉得好丢人啊！"

"丢人？" 我不明所以。

"是啊，丢人！" 纪博雅一副恨不能捂住自己脸的模样。

"怎么了？出了什么事？" 我把纪博雅在沙发上安顿好，给她倒了一杯水。

纪博雅咬牙切齿、满面羞愤地望着屋子的一角："你有没有被人拉黑过？"

"没有啊。" 我对纪博雅的问题感到莫名其妙。

"是吗？" 纪博雅继续望着空气，不看我，"我想你也不会给别人拉黑你的机会。我以前也从来没有被人拉黑过，只有我拉黑别人的份儿！可是，我现在被人拉黑啦！"

"被谁啊？" 我问。

"还有谁！" 纪博雅又羞又窘，"就是那个精神病啊！"

纪博雅告诉我，蒋霍然在微信上把她拉黑了。

　　就在那天所谓的"告白"事件结束的时候，正当纪博雅要心灰意冷地挂上电话时，蒋霍然忽然态度一改，用非常温柔的语气问她："你伤心了吧？"

　　纪博雅当然是伤心了！可是，蒋霍然的温柔却让她觉得更可怕。纪博雅非常怕对方给她一个温柔的拥抱，然后再把她丢开；如果是这样的话，倒不如一点儿温柔都没有，这样至少不会被摔痛。于是她瞬间非常警惕，立刻像只竖起刺的刺猬，很不领情地对那个人说，"你少来这套"。

　　蒋霍然一看纪博雅不领情，也没再多说，声音懊恼，不耐烦地让她挂电话，纪博雅果然就挂了。

　　当天晚上，纪博雅越想越难受，就给对方发微信，说他是死要面子活受罪，不是在选择自己喜欢的，而是选择让别人满意的。但过了一晚上，她又想到，这是人家的生活，人家有权自己选择。于是就又给对方发微信说，他的生活是他的，祝他幸福。对方秒回："一言为定！"

　　纪博雅很疑惑地问我，"朱医生，你说蒋霍然为什么要回应我？他想和谁结婚、想和谁好，用得着我祝福吗？为什么他要蹦出来说那句'一言为定'？好像他一直在等我同意似的。"

　　我在心里叹了一口气，看起来，蒋霍然对纪博雅确实是有感情的，至少，他有歉意。但是，不知为什么，纪博雅对于蒋霍然的这种感情似乎是毫无察觉的。

　　纪博雅接着告诉我，大前天晚上，她不知道为什么，心情特别低落，好想有人陪陪她，但是又没有人。她就对着手机给蒋霍然发微信。她说她想他，她想和他做爱，但对方没有回应。

　　第二天早上，纪博雅听到自己前一天发出去的语音，又后悔了！她想，自己怎么可以那样软弱？于是就又对蒋霍然说，前一天说的话不作数，全当她是在发神经好了，可对方还是很安静。

第三天晚上，纪博雅又发了疯，对着电话说："我不明白，实在不明白，为什么咱俩就是不可以？哪怕只有半年或者三个月，也行啊！"

原先不可以，是因为他有女友，他割舍不下，可现在，他都有新喜欢的姑娘了，那不就是说，也不是非他女友不可吗？原先他说过要来和她在一起的，他还说过30岁之前不结婚。那么，在这中间，给她一段光阴，有那么难吗？

问完后，纪博雅又觉得这样不好，这样是没控制好自己的情绪，是说话不算话，因为她担心再发语音的话，她的声音会泄露她真实的情感，就用手打了一段字，在打出的字里说，她很抱歉，她没控制好情绪。但当她这一句话打完发送出去的时候，却得到了拒收的提示。

纪博雅看向我，目光简直可以说是"恶狠狠"的，她说："他就在那边，就在线上，他把我拉黑了！"

"他原来给我讲过他和他女朋友不断删除、拉黑又加回来的事，我当时觉得他俩幼稚，是精神病，现在我发现，我也被带成精神病了！"

我选择性地忽略了纪博雅对自己行为批判的信号，只是问她："博雅，你的重点似乎不在这件事上——他明明在线却不理你，看到你痛苦也不回应——而是纠结在你被拉黑了这件事上？"

纪博雅愣了一下，迅即回答："他在线却不理我，看到我痛苦也不回应，这不是常态吗？但是拉黑这件事不同，我还从来没有被人拉黑过呢！这太打脸了！"

"朱医生，你有没有拉黑过别人？"纪博雅问我，眼神中满是急切。

"拉黑过啊。"我回答。

"那拉黑的时候，你是怎么想的？"纪博雅问。

"就是觉得那个人很烦啊。"我回答。

"是吧？是吧！"纪博雅从沙发上跳起来，懊恼羞窘。

我还是不明白被拉黑这件事为什么会使纪博雅反应那么强烈，于是反问道："博雅，难道你从来没拉黑过别人吗？"

"很少，很少，除非极度厌烦那个人！"纪博雅回答，"上次有个同学说话惹我厌烦生气了，我一时冲动，生气了，就想立刻把他拉黑，后来想了想，日后还是要相见的，还是算了，只是对他屏蔽了我的朋友圈。我一旦拉黑某个人，就是下定决心，此生不复相见了！"

"那你现在这样激动是因为你怕和蒋霍然此生再也不能相见了吗？"我问。

"才不是！"纪博雅回答道，"我早就打定了主意。不管他是怎样的，不管他怎么想，我都不要放弃。我要积淀一年的时间，把我的身体锻炼好，挣到我想挣到的钱，然后，把我一直想写的一本书写了，出版了，然后再去找他，看看他怎么样了。我相信，这个世界上，只要真心想找一个人，就算隔着千山万水，都能找到；如果不想见一个人，就算他住你家隔壁，你都能做到永远不和他碰面。"

"好吧，那你这次被触动的点，看起来好像是你不能被人拒绝？"我问。

"不，不是不能被拒绝。"纪博雅想了想，"是不能被粗暴地拒绝，或者说，是不能被羞辱。我不愿感受的是那种被人厌烦的感觉。我需要被很有礼貌地对待，哪怕是拒绝，如果对方足够得体，我是能接受的。"

"可是如果对方担心，如果不够粗暴，你就领会不了对方的意思呢？"我问。

纪博雅说："我没想过这个。我只是觉得，我是很不愿意被人讨厌的，我也不愿意勉强别人的情感，所以，只要对方表现出不情愿，我是会立刻离开的。甚至，我会像一只竖起耳朵的兔子，注意着一切风吹草动，在别人拒绝我之前，先离开对方，不给对方让我难堪的机会。"

"你是说，为了避免被人拒绝，你会先拒绝别人？"我问。

"是的。基本就是这样的。"纪博雅点头。

"那么，存在不存在这样一种可能，"我问纪博雅，"那就是，对方其实还没有厌烦你，但你会误会对方可能要厌烦你了，你就先跑掉？"

"不会吧？"纪博雅惊讶地望着我，"我从来就没这么想过。而且，我认为自己的感觉很准，我应该不会感觉错吧？"

"真的吗？"我问。

纪博雅凝神想了想，然后摇了摇头："我不知道。我的注意力主要放在保护自己上，我从来只怕自己自作多情，惹人厌烦和嘲笑。我从来没想过，自己可能会犯错，错过那些本来可能想和我建立关系的人。"

"那你现在觉得有这种可能吗？比如，有人本来对你是有些意思的，但是因为你主动拉远距离了，所以，他也就知难而退了？"我问。

纪博雅看了我一眼说："我不知道，我也不去想。因为我觉得，如果人想追求些什么，就会不惧一切艰难险阻，排除万难地去达到目标。如果有什么阻碍了他，比如觉得我可能会拒绝他，就不来追求，那么也只能证明，他对我还没有那么感兴趣。"

"可万一对方也是一个像你一样特别要面子的人呢？就像你上次说过的那样，如果对方也是个等待你明确表示的人。"我问。

纪博雅望着我，一时间不语。在我问她这些话的过程中，她已经慢慢重新坐了下来，情绪没那么激动了。

我接着问纪博雅："你有没有想过，现在，你到底想要什么？"

纪博雅想了想，回答我："我想要和蒋霍然相爱。"

"哦，那你是在这样做吗？"我问。

纪博雅忽然笑起来，"啊，不是的！"

我问："你是怎么做的？"

纪博雅笑道："我一会儿说想和他在一起，一会儿又说只要一段时间，不要一辈子；一会儿说我喜欢你，我就是要和你在一起；一会又说，好吧，你喜欢谁，就去和谁在一起吧；一会儿问，为什么不可以在一起？一会儿又说，刚才我那是发疯，你别当真。然后我以前的所作所为也是，我明明喜欢他，却要在他面前和别的男人打情骂俏；我明明舍不得失去他，却非要表现得有没有他无所谓。我所有的言行，没有一样不是和我的愿望反着来的！"

"那换了你是对方，看到一个人这样的言行，你会怎么想？"我继续问。

纪博雅哈哈大笑起来："我会认为，这就是一个精神病！他的注意力完全不在我身上，只是一个人在那边自说自话！"

"嗯哼。"我耸耸肩膀。

"好吧"，纪博雅的情绪完全平复了下来，她想了想，说道："我不喜欢被人拉黑，这样让我感觉很不好。我还从来没被人这样对待过，这样会让我认为，我居然让别人厌烦到这种地步了吗？我不喜欢被人厌烦。"

"不过，看你刚才那么轻松平静地说你拉黑别人的事，让我好受了很多。让我感觉到，即使是被厌烦了、被拉黑了，这在别人看来，也不过是件平常的事。那种厌烦，不像我想的那样剧烈和深刻。拉黑或不拉黑，对大部分人而言，只不过是件稀松平常的小事而已。不像我，是需要经过深思熟虑的，是需要再三下定决心的，是需要厌烦值达到顶峰的。"

"了解到这些，现在我好受多了。"

"不过，这次蒋霍然这么做，真的让我很难受，既然他不喜欢我打扰他，那么，我就不再做那个让人为难的人了，我要换电话号码！"

"为什么要换电话号码？"我不明白。

纪博雅解释说："有一次我对蒋霍然说，我喜欢他，我来追他好不好，他说不好，还说让我别逼他，要不他就不接我电话，还要换手机号。哼，那好吧，用不着他来换手机号了，我换！这样他该满意了吧？"

"博雅，"我提醒道，"在我看起来，你这种行为就像是别人捅了你一刀，你感到很疼，于是，你干脆把自己捅死一样。因为捅死了就不会觉得疼了。"

纪博雅笑起来："没错，就是那样的。为了避免对方给我更大的侮辱和痛苦，我自寻了断。"

"是这样吗？"我问纪博雅。我有种感觉，纪博雅的这种行为，貌似决绝，实际上可能是一种报复。根据纪博雅之前的描述，我认为，这个年轻的男士，对她，并非想采取一种要老死不相往来的态度，而纪博雅心里，可能也是能感受到这一点的。所以，她才要换电话号码，这样，对方以后想联系她的时候就联系不上了，对方就会感到失落。相当于，她反击成功。

我认为，纪博雅如果能注意到她的这种心理，对我们的咨询进展是有帮助的，她会理解她行为模式的由来，明白为什么她和对方的关系扯不断、理还乱。

但纪博雅完全不跟着我的方向走，她只顾发表自己的想法："朱医生，你记不记得我有次对你说，我和蒋霍然，关键不是在于年龄的差距，而在于并不相爱吗？从那之后，我一直在想这个问题。"

"我在想，什么是'爱'呢？怎么就叫'深爱'一个人呢？"

"有的人，把爱诠释为一种激情，把爱理解成一种'折腾'，就像电影或电视中那样的事件不断、天崩地裂、海誓山盟。可是，在我的理解中，我认为，当你只是被一个人吸引，但还没有深入了解他的时候，那种感情，是不可以被称为'爱'的。因为，你根本不知道，吸引你的是真正的他，还是只是你自己想象的那个人。"

"只有经过一定时间的相处，经历过一些事，你对对方有了真正的了解，看到了他遮掩在容貌、身高、收入、对你的态度等这类东西下的另一些东西，比如，他对世界的总体看法、对人生的态度、和他人相处的方式、自己采取的生活方式等，你大概才有可能确定他是不是你想'爱'的那个人吧。"

"所以，在我决定和蒋霍然认真后，我希望自己能有充分了解他的机会，可惜，他不给我这样的机会。"

"因此，我只能从目前他表现出的一些行为上，推断他是一个什么样的人，他对我是什么样的感情。按照现在我体会到的、观察到的，我只能说，蒋霍然可能从来没有爱过我。"

"首先我认为，爱不仅仅是用嘴说的，它需要有行为的体现，比如我对蒋霍然的爱，体现在，我可以在一有时间的时候，就乘一个多小时的车去看他，在和他一起的时候，承担一些花销。"

"嗯，别笑话我，这些时间和金钱，对于别人来说可能证明不了什么，但是放在我身上，这能证明很多。在我看来，如果是自己不喜欢的人，多说一句话都是浪费生命，更别提给他花更多时间和金钱了。"

"我不是告诉过你，和蒋霍然交往期间，我还认识一个狮子座 MBA 吗？我和他的每次见面都不用我费一点儿心思，他安排地方，负担所有费用，而且还送我礼物，并且能做到只要我需要，他就可以安排时间来见我，即使他还是在已婚状态。"

"在我有烦恼的时候，几乎可以随时联系到他。他甚至问过我，如果他离婚，我是不是能嫁给他。当然，我不能。因为我喜欢的是蒋霍然，这个，我也明确告诉他了。"

"所以，你看，我虽然确实没有为蒋霍然做过什么惊天地泣鬼神的大事，但是，我对他，有付出，有行动。或者说，不是为了他，而是为了我俩之间这份关系，我做了这些事。"

"可是，蒋霍然他说对我有感情，他做了什么呢？"

"他所做的一切，就是自相矛盾。语言上，他说自己是个要为感情负责的人，说对我要用真感情，说要在我需要的时候帮助我；但行为上，他在有女友的同时，还在两年内不断地寻找'红颜'；另外，他一边就是明知我需要他，却连个电话也不让我打给他。"

"我现在仔细想一想，蒋的言行和在酒吧里泡妞儿的那些中年男人，也没什么区别。都是对女孩子倾诉自己家里的黄脸婆多么不体贴，无爱无温柔，但他们是多么负责任，受尽苦楚也绝不离开那个牢笼。"

"我如果再执迷不悟，非要爱下去，那么，我又和那些圣母心泛滥的小女生有什么区别？我得多缺爱才能蠢到这种地步？"

"没错，他年轻斯文、调皮大胆、言语温柔、行动体贴，和我有一些共同的兴趣爱好，和我在一起时也愿意倾听，但是，对于爱情来说，这些并不够。他对我有没有基本的真诚？还有，他对我的倾听，是真的吗？"

"我想起有一次，我在网上向他倾吐一些埋在心底的痛苦的时候，他仿佛不存在，可是，当我讲到自己 SM 的经历时，他一下子冒了出来，说：'哈，讲到感兴趣的了。'"

"我非常难过，我感到失望、凄凉和恼怒！因为 SM 对于我来说，其实是件非常痛苦的事。在你把你的软弱和痛苦袒露给你信任的人的时候，他却把这个当作新奇好玩的事来对待，你会有什么感受？"

"我回忆了和蒋霍然相识至今的一些事，我想了又想，最后认为，或许我和蒋霍然的问题，不在于我们的岁数差距，而在于我们不是同样价值观的人。"

"我是一个受中国传统文化熏陶的人，心里认同家国天下、老吾老以及人之老、幼吾幼以及人之幼这样的理念；对于浪漫这两个字，我的理解，是指一种浸渍在骨髓里的对理想的不懈追求，那是为了自己的信仰，面对世俗的攻击时毫不动摇的坚定。可是蒋霍然呢？他所理解的浪漫，是不是只有那些玫瑰花、红酒、音乐等小情小调？他是不是和林世伟一样，是一个只关注自己、不屑关心别人和周围世界的人呢？"

"蒋霍然说，我是这世上从内到外最了解他的人，他觉得这样很可怕，可是，我却不认为我了解他。因为，这些话题，我们都还没来得及谈。"

"朱医生，这不是爱，这绝对不是爱。爱不是情感上的折腾和痛苦，也不是两个受伤的人的互相慰藉，更不是双方感受合适的性关系。"

"而且最近我看了一些宫斗、宅斗的小说，这些小说让我深深地感觉到，能生活在现在这个时代，能健健康康的，是多么幸福啊！我们可以做那么多我们想做的事。而这些，是从前千百年来那些只能困居深宫中的女性连做梦都梦不到的啊！"

"过去的那些女子，为了生存，可能必须把聪明才智乃至生命耗费在讨一个特定男人的欢喜上，那是因为，她们除了这样，别无选择。但我是可以有选择的啊。难道，我明明可以拥有自由，却不去享受自由，非要和过去那些无奈的女子一样，以讨一个男人的欢心作为自己生活的全部重点？"

"朱医生，想想咱们俩第一次见面的时候我那个样子吧。当时我是个什么样子？"

"我对自己的工作充满厌烦和沮丧，我感到自己的人生毫无价值，我认为自己的生活毫无希望！可现在，我热爱我的工作，我对生活有那么多渴望，我想做的事那么多。"

"这中间，我付出了多少努力啊！这是我走了多少路才到达的位置。可我却准备接下来，把时间花费在一个根本不爱我的男人身上吗？"

"浪费时间，就是谋财害命，我不能这样谋杀我自己；我也不想对他怨恨！"

"所以，我决定换掉电话号码，忘记这个人，重新开始我的生活。"

我望着纪博雅，一时无话可说。

纪博雅虽然没有跟随我的咨询方向，但是，她对生活有她自己的逻辑。她已经注意到了以前她没有注意到的和蒋霍然关系中的其他方面，比如价值观是否一致。

如果纪博雅在行为上真的能做到，脱离开这份对自己没有滋养的关系，那么，我又何必逼着她去寻找所谓不适应行为后面的心理机制呢？毕竟，寻找这些机制的目的，就是为了改变不适应的行为、调整不良的情绪啊。

于是，我没有再坚持自己原先想走的方向，而是跟随她，问道："那你刚才说的，一年后去找他的那个想法呢？"

纪博雅苦笑："那算是我给自己的一个心理缓冲吧，我不想把自己搞得那么绝望。"

"从认识他到现在，只要我一想到这辈子再也不能和他见面了，都不用别人说什么，我自己就心灰意冷，感到绝望。所以，我给了自己一个一年后的假想。"

"可是谁知道一年里会发生什么？也许我的心思会变，也许我会遇到适合我的那个人。所以，就先这样想吧，能把该做的事做好就行。"

"好吧，那就让我们先这样试试看。"我用这句话做了这次拉黑事件的最后总结。

第十一章
换了号码也没用—— 我就是个蠢货

纪博雅说到做到，2012 年 5 月，她换了电话号码，把新号码通知了我。收到她的新手机号的时候，我想，或许纪博雅和蒋霍然的关系真的要结束了。

从 2010 年 8 月纪博雅开始对我谈到这个人，到现在，2012 年 5 月为止，时间已经过去了 20 个月，有人说过爱情只能维持 18 个月。即使纪博雅和这个蒋霍然之间真的是爱情，这样缺乏现实交往的维护和润泽，现在这朵爱情的玫瑰也该枯萎了吧？

然而，现实生活果然如纪博雅所说，永远出乎人的预料。

2012 年 7 月初，纪博雅又来找我了。

自从今年 3 月份纪博雅对我说，要和我建立实验性的咨询关系以来，这是她来的第二次；她来的第一次，是蒋霍然把她拉黑那次。

在这期间，我曾经想过，我是不是该提醒纪博雅，心理咨询应该有规律地进行，而不是想来就来，想不来就不来，或者有事就来，没事就不来。心理咨询本身就是一件非常重要的事，其他事情应该为它让出时间。

但我转念又一想，这些知识，纪博雅是知道的，她也是二级心理咨询师，该考的内容，她一点儿不比我学的差。

那么，她不来，就说明她依旧不认为自己的问题必须得到帮助，也就是说，她依旧没真正做好探索自己的准备。虽然她曾经说，她已经做好准备了。

心理咨询的规则是：来者不拒，去者不追。

我认为，我不能要求纪博雅来做咨询。因为，这是她的生活，应该由她来负责，而不是由我来负责。所以，这期间，我也没联系她。

这次纪博雅来了，我想，一定是又发生什么事了。

果然，纪博雅一开口就说道："朱医生，我就是个蠢货，我一直在自取其辱。"

"这话怎么说?"我问她。

纪博雅欲言又止，过了好半天，才开口讲述。

她告诉我，自从 4 月份蒋霍然拉黑她，她决定换电话号码后，她就一直对自己进行着心理建设，劝说自己接受事实，安慰自己世界上还有别的东西值得去探索和欣赏。

她还检讨自己的缺点，追溯自己对那个人的初心，回忆两个人之间存在的各种问题，她对自己说："相爱的人不能在一起，那才是真的悲伤，我俩并不相爱，不能在一起丝毫不可惜。"

可是，不管她怎么做心理建设，依旧每天无法忘记他。

不过，虽然无法忘怀，但纪博雅是发自心底地不想再和对方联系了，因为她再也不愿意经受那种被别人厌弃的感觉。她宁愿认为是自己主动离开了，这样会让她好受不少。

纪博雅以为自己这次做得不错了，然而她还是没能真正放下。

5 月中旬，蒋霍然"阴魂不散"，又回来了。他打不通纪博雅的电话，就在以前和纪博雅联系的微博上留言，而那个微博，他俩已经很久都不用了。

纪博雅一开始没有理会这件事，因为，她基本已经能猜到，一定是对方的感情又出波折了，他总是在这个时候才想起她。可是，她不想再这样和他交往了。然而，对方继续试图联系她，甚至打电话到她单位，预约了她的咨询时间，不过最终他并没有来。

纪博雅一直在矛盾着。她知道蒋霍然不爱她，但她也知道蒋霍然需要她。

蒋霍然说过："在这世界上，从里到外，最了解我的人，也就是你了。"

虽然纪博雅并不认为自己很了解蒋霍然，但是她也知道，别人更不了解蒋霍然。

蒋霍然那样爱面子，他的苦恼和不堪怎么"舍得"让家人、朋友或同学知道？

纪博雅看着对方每天通过微博信箱发来的要求联系的消息，做着心理斗争。

最后，她屈服了，屈服于自己心中强大的想要关爱那个男人的力量，她准备去给予他需要的帮助。但是，她还是不想让他知道自己现在的电话号码。

因为她被狠狠伤了心，她不想再让这个人出现在她的生活里，不想让这个人有好像随时都可以找到她的感觉，她也不想再让自己总是期望电话铃响起时打来的人是他。

她不想让自己再等待，等待一个不需要她时就想不起她的人。

于是那天她走了很远，去找一个公用电话。一路上，她都感到寒冷，明明是6月的天气，她的感觉却好像是冬天，好像天空一直在往下面落雪花。

纪博雅最终没能找到那个公用电话，晚上 10 点多，她回了家，坐在沙发上出了半天神后，终于拿起家里的固定电话给这个男人打了过去。这个电话，她很少用，对方不会记得。果然，他不知道是她，所以接得很神速，但听出是她后，感觉他明显就不自然了。

纪博雅立刻明白了是怎么回事，他是和他女友在一起呢，于是她主动挂了机。晚上 11 点多，家里的电话响起来，她知道是他，但她没接，因为她已经不再想为这个男人上刀山、下火海了。经过那么长时间，对他俩这份关系毫无维护的蒋霍然，已经让纪博雅丧失了还像从前那样对待他的动力。

第二天一早上班后，纪博雅用工作单位门口的公用电话联系到蒋霍然，问他怎么了。

蒋霍然说："我想和你做爱"。

纪博雅听到这句话，心里很软。但她也想到了，这很可能是谎话。因为这个男人从前对她的吸引力中，有一部分正来自于每次他和她联络的时候，表现出的对她的关心、对她的温柔、对她工作和生活状态的询问和对她的思念。

然而，语言怎么比得过行为。

他每次都说得很好听，但离开的时候，也没什么犹豫。

纪博雅已经开始怀疑，蒋霍然的这些关心，基本上就和想从你这里拿些什么东西，就先给你一些其他什么东西，好促成交换，达到自己的目的一样。或许，因为职业的关系，蒋霍然在如何与人交往上是受过专门训练的吧。

因此，蒋霍然这句让人心软的话，在这个时候，对纪博雅造成的效果，不是愉悦，而是凄凉。她想：他只有在要用她的时候，才扮演出这副温柔的样子。

于是，纪博雅没理会自己的心软，带着几分尖刻回答："我和你之间，至多只能算得上是偷情。你对我压根儿没有爱，怎么能说是做爱呢？说吧，到底是什么事？"

蒋霍然简单说了几句，果然，还是和他女友的事。他说他很痛苦，觉得自己有毛病了，需要进行心理咨询。他问纪博雅要电话号。

纪博雅告诉他，把微信恢复好友，晚上定好时间，语音聊天。

当天晚上，纪博雅用3个小时，陪伴这个男人，竭尽所能抚慰他，不但运用了她的爱心，也运用了她的专业知识。这中间，这男人三番两次说要来找她，但被纪博雅拒绝了。她不是没受到诱惑，她也意识到，这个男人是希望通过身体的接触来得到心灵的抚慰。但是，纪博雅已经下了决心，除非这个男人爱她，否则，她就绝不和他上床。

她已经明白，她虽然需要性，但她需要的是发自于爱的性，而不仅仅是下半身的摩擦。

蒋霍然这次遇到的麻烦是，他终于将他女友捉奸在床，然后他女友这次也终于认了账，明白地提出要和他分手，而他承受不了这种痛苦。

这期间，虽然他和那位新女友相处甚欢，甚至已经明确了正式交往的关系，但是，他还是难舍旧情。他对新女友表示要回头去处理和旧女友的关系，也说明可能会就此和新女友没了未来。他的新女友说："如果你去了，就再不要回来。"但这并没有阻止他。

最后，他出钱出力，百般挽回，但旧女友依旧痴心于那个在他看来远远不如他，且至今尚是有妇之夫的男人。

蒋霍然的爱情和尊严受到了双重打击。

在语音聊天终于要结束的时候，蒋霍然对纪博雅说"谢谢"，那种语气，那种语速，是纪博雅自从和对方相识以来，听到过的最真情实意的一句话。

她心里既安慰又凄凉。安慰，是因为她的工作受到认可，她果然帮助了一个需要帮助的人；凄凉是因为，他果然不爱她。

纪博雅好羡慕蒋霍然的女友，她也好想要一个人，能像蒋霍然舍不得其女友一般舍不得她。即使她这样赤裸裸地伤害他，明火执仗地侮辱他，他依旧对她不离不弃。

于是，纪博雅再次对蒋霍然说："不如我们试试吧？我们来试一试，两个都有心理问题的人，能不能在一起，通过彼此善待而得到疗愈。"

纪博雅想在和这个年轻男人的相处中，学会怎样爱人。

她认为，她已经做好了觉察自己和面对问题的准备。

她不怕痛，痛能让她明白自己的问题出在哪里。

她相信自己能学会如何爱人，她也相信对方能学会。

当对方学会爱之后，在对方心底的童年创伤得到疗愈后，他完全可以离开她，再次去寻找真正适合他的人。而纪博雅，在苍老之前，也得到了她一直想要的青春的弥补。

我听着纪博雅的叙述，心中感叹：人的固有观念是多么牢固啊！

自从 2011 年 4 月，纪博雅谈起她对姐弟恋的担心时，就不止一次暴露出"必须能为对方带来一些什么看得见的好处，她才有权利去爱"的这种想法。

纪博雅从 2009 年下半年开始学习心理咨询，到 2009 年 12 月学习催眠，用了半年多的时间，意识到了人不必创造什么价值，就有生存权。但是，从那之后到现在已经又过了两年多了，她仍然没从心底认为"她不需要创造什么价值，就值得被人爱"。

"我们必须做到什么，才是有价值的，才值得被爱"，这在心理咨询中叫作"价值条件化"，是要做心理咨询师的人必学的一个基本知识点。所以，我不相信纪博雅会不知道这个，也就是说，从认知上，纪博雅已经知道"不必用一定做到什么去换取爱"的这个道理，可在行为上或思想上，纪博雅却一直根深蒂固地以"必须做些什么去换取爱"来做生活指导。这次，她又要用"帮对方疗愈"来换取爱了。

此外，纪博雅从来没有放弃"她只是想和对方相处一段时间"的观念。

听到这里时，我在想，我需不需要把这些点向纪博雅指出来？

然而，我观察着纪博雅的神情举止，意识到当下这一刻并不是指出这一点的最佳时机，目前纪博雅更需要的可能仍然是倾诉。

在和纪博雅相处了这么久之后，我已经感受到，"倾诉"对于纪博雅来说是件非常重要的事。很多时候，她需要的并不是我的意见，而只是需要一双耳朵的倾听，需要有一个人坐在那里，对她所讲述的一切不表示嘲笑。

她需要通过一遍又一遍的倾诉来减轻她所感受到的焦虑与痛苦，哪怕这些倾诉说的都是一样的内容。而当她得到了倾听后，她的情绪就会得到很大疏解，她自己会去慢慢尝试梳理清楚脉络。

鉴于此，我选择了保持沉默，继续静静地听着纪博雅往下说。

纪博雅的年轻男友，在那个晚上，听到这个建议的时候，有些犹豫，不过，这次他没犹豫很久，他说好，并且说，如果第二天他去和旧女友协商不果，就按纪博雅的计划走。可纪博雅却强调，如果真的按这个计划走了，那就是他们两个人的共同计划。

纪博雅认为，一个男人，应该有勇气面对自己的选择，而不是把责任都推卸到别人身上。她这次，不想再为了得到一个男人做任何妥协。

第二天，纪博雅没有上班，在家里等对方的回音，最后她等到的回音再一次印证了她对这个男人一贯的认知。

他并没有把他对纪博雅的承诺放在心上，实际上，他在和纪博雅结束通话后，带着从纪博雅这里得到的力量，先是去和旧女友协商未果，接下来就去约新女友吃饭，只是新女友没理他。

蒋霍然在电话里发表着自己的疑惑："我也没对她怎样啊，怎么她就对我这么决绝?"

他把他曾经对纪博雅说过的话忘得不见踪影，他当着纪博雅的面伤害她却不自知。

纪博雅好欣赏那位新女友对这个男人的决绝啊！遇到这样的男人，可能最善待自己的方式，就是永远拉开和他的距离。

但是，纪博雅却做不到。

她只是生涩地告诉他，自从昨晚自己说过要和他在一起后，心里就很害怕，害怕得手脚冰凉。她怕的不仅是对方不回来，还害怕的是，两个人真在一起后，蒋霍然会对她失望。但是，她也想到了，他对她的期望，也许没有她自己想得那样严苛，所以，她还是决定试一试。

电话打到这儿，对方说他有事要处理，通话就此结束了。

然后，他就没再联系她。

纪博雅很难过，但这次她不想再那样矜持了。因为前两天晚上，对方的一句话引起了她的注意，他说，他那个新女友很能和人沟通，即使花两三个小时来沟通也不厌其烦，而且说出的话都让人愿意听，他很赏识她这点。

纪博雅联想到自己从前总是不能把心里想法说出来的问题，决定向蒋霍然的这位新女友学习，这次，就让她努力表达出她是怎么想的吧，至少，死也死个明白。

于是她拨通这个男人的电话，对他说，她要和他谈谈。这男人的态度不是很好，很不耐烦的样子，但是纪博雅坚持要他给她一次谈话的机会，并且不止步于他的答应还坚持和对方敲定了通话的时间，要他说到做到。

对方答应了，说他已经不是过去的他了，说到就会做到，晚上会给她回电话。

晚上，他果然按时打来了电话，但打来后，先说的是他如何处理了和旧女友的事，如何对旧女友表达了真实想法，如何在心里感到了踏实和安定。然后，他非常刻薄、语气严峻地说，他早就不想和纪博雅联系了，是纪博雅一直在纠缠他。

另外，他也不认为自己是有心理问题的，因此，他和纪博雅根本就没在一起的必要。如果不能当朋友，就不当朋友好了，随便纪博雅把他删除拉黑什么的，他不在乎。说到最后，他说，要不然，不如纪博雅给他当私人心理咨询师好了。

纪博雅差一点儿就要当场爆发，那一瞬间她想直接挂掉电话，心想这辈子都不必再和对方废话了。

这个男人在说谎。

纪博雅知道自己为了和这个男人拉开关系做过什么。她主动不回他电话，也曾几次从微信中删除了他，她连电话号码都换了；是这个男人，想方设法把她加回来的。

纪博雅从来没有去他工作单位找过他，更没有到他们家楼下堵住他，虽然她一直都知道他在哪儿工作，也知道他住的地方的具体门牌号码。

　　如果纪博雅要纠缠他，那他俩就不会是现在这样了。

　　在咨询中，纪博雅见过不知多少例男女关系扯不清楚，男方受尽女方纠缠，不知如何是好的案例，但没有一个纠缠的人，会像纪博雅这样。

　　但是，就在要挂掉电话的一瞬间，纪博雅也想到了，自己坚持要和对方打这通电话的目的是什么。

　　她找了那么多咨询师，大家都对她说，要诚实地面对自己的内心；还有不止一个咨询师说，她其实什么都不必做，只要做女人就好。

　　直接反驳他，或者挂掉电话是很容易做到的事，但这些都是破坏关系的事，而她想要的是建立或者说恢复和这个男人的关系，所以，她不能那样做。

　　如果她纪博雅真的那样想维持这份关系的话，那么此时此刻，她该和他为"到底是谁在纠缠谁"这个问题上辩个一清二楚吗？她的自尊和他的自尊，哪个更重要？她口口声声、心心念念的爱，就是用针锋相对这种方式来表达的吗？

　　纪博雅想到这些后，深吸一口气，控制住自己的习惯性情绪，尝试着，为了"爱"，而不是为了"面子"谈一次话。

　　她缓缓对这个男人说，前两天，她听他说了不止 3 个小时，现在，请他给她半个小时，也不为过吧?！她也不知道为什么，每次和他通话，她都有一种他立刻就要挂机的感觉，所以，她需要提前把谈话时间预约好。

　　对方同意了。

　　然后，纪博雅告诉他，她喜欢他，并且说出了她喜欢他的具体内容。她说这些的时候，本来没想着能怎么样，她只是要告诉他她的真实感受，但说到后边，她情不自禁地流下了眼泪。电话对面那个男人听出她哭了，然后，他非常温柔地在电话那边唤她，说："乖，别哭。"

纪博雅无比震惊，她没想到，做个女人这样有效果。

那天晚上，他俩谈得还不错。

谈话结束的时候，蒋霍然说，他想要的，是一种互相帮助、互相促进的关系。纪博雅想要的，也是这样一种关系啊！她没想到从他嘴里能听到这个，这让她感到喜悦，认为自己原先看上他、喜欢他是没错的！

她提出，希望一周见他一次。蒋霍然答应了，说他会安排的。他还主动说"我不会伤害你的"，又嘀咕了一句"我不是最出色的"。

纪博雅很开心，没去注意对方最后这两句话是什么意思，在和对方谈后面这些话的时候，她脑子里的画面都是些她如何背着包乘坐地铁去找他，还有她如何拿着书本隔着一张桌子坐在他对面。她感觉自己又变成了一个十几岁或 20 出头的正上大学的小姑娘。

她喜欢这种感觉，她甚至都想到了，真的要每周见一次面的话，她会比现在辛苦，但是，她愿意试着来承担。

然而，一周后，对方又消失了。

第十二章
对自己的探索——不愿交流的可能原因

纪博雅望着我，神色苦恼："朱医生，你看我是不是个蠢货？一而再、再而三地犯同样的错误。我知道发生了什么，那就是，蒋霍然再次决定了不和我在一起。但是，他也再次秉承了一贯的作风，那就是不解释、不通知，直接消失。"

"这是他一贯的作风，就像当初和我刚认识的时候，他对我说，要和女友分手，但不采用说清楚的方法，而是要采用玩失踪的方法一样。"

蒋霍然这样做，让纪博雅非常失望，她感受到了蒋霍然的懦弱。她不由想，难道天底下的男人都是这个样子？但她随即就知道不是的，至少林世伟就敢把想要什么说出来，把事情说明白。

纪博雅认识到，蒋霍然是在掩耳盗铃。他总是希望自己能当个好人，可是，他对好人的定义，是不让别人失望。于是，当他意识到他的某些行为会让人失望的时候，他就无法面对了。他用逃避的方法来处理这个问题，好像这样做了，他就能不让人失望，依旧是个好人。

可是，蒋霍然可能从来就没想到过，他这样做，反而会伤人更深。

"他不说明自己的心意，让我信任他；但在我真的信任他、依靠他的时候又闪开，这反而会让我伤得更重。他这种做法，就像一个为了维护自己心里的良好感觉，而置他人安危于不顾的自欺欺人的逃兵。"纪博雅说。

"可是，糟糕的是，我明知他是这样，却没办法离开他！从心理上！"

纪博雅沉默了片刻后，抬起眼帘望向我："朱医生，我感觉，我需要进行连续的心理咨询了。之前我以为靠我自己可以走出来，我不想麻烦别人，但现在事实证明，我靠自己是解决不了这个问题的。这样反反复复，我不知道，还会耗费我多少生命?!"

"今天我过来，除了对您说说这件事外，我还有些事要告诉您。那就是，我大概想明白了，为什么我和别人一言不合，就想着要绝交，不再想做解释的原因了。这大概和我小时候的一件事有关。"

"您还记得那次催眠课上我哭了的事吗？那次我告诉大家，我从小不太招长辈们待见，我妈妈也感到我总是给她惹麻烦。我今天要告诉您的，就是一次我在我爷爷奶奶家的遭遇。"

那件事发生在纪博雅四五岁还没上小学的时候。

那天大概是下午三四点的时候，在纪博雅爷爷家里，她和表姐在追逐打闹，十分开心。这个表姐只比纪博雅大 3 个月，平时住在省城，并不常回来。

两个孩子正开心玩着，忽然纪博雅的爷爷一声暴喝，把孩子们叫住，然后要召开什么家庭会议，成员包括全部成人和小孩。

纪博雅记不清楚当天的与会人员有谁了，她只记得，客厅里黑压压地站了一片人。她爷爷坐在客厅正中的沙发上，喝令两个小孩子站在人群正中，然后训斥她们，问她们知不知道自己犯了什么错？

纪博雅十分茫然，在她一个孩子的概念里，既没有骂人，也没有打架，还没有偷东西，她不知道自己做错了什么。

经过一番冗长的"审讯"后，纪博雅终于明白，她爷爷认为，他在睡觉，可是两个小孩子又跑又笑，是没有人心，是故意要害他！

老人家给小孩子冠上罪名后，意犹未尽，还想让小孩子承认是明知他有病还故意这么做的，以此来做实小朋友们"没有人心"的罪名。但在进一步攻击小朋友们的时候，他可能忽然意识到，这里面有个孩子，是从省城回来度假的；他可能想到了，女儿远嫁异地，偶尔回来一次，这样教训孩子，大人脸上也过不去，便生生扭转了攻击的目标，只盯着纪博雅一个人开火。

他特意点名纪博雅，让她先来回应他的诘难。

纪博雅在那一瞬间，明白了那段时间父亲每天早晨帮她穿衣起床时，讲的"狼和小羊"的故事。欲加之罪，何患无辞？

纪博雅那时候不理解她爷爷的"苦心"，只接收到了这种明显针对她个人的恶意。她竭力进行了抵抗，她不承认自己是明知对方有病还要气对方。

俗话说不知者不怪，纪博雅希望自己能逃过一劫；然而，纪博雅的表姐却说，她知道爷爷有病，因为她看到爷爷吃药了。

于是纪博雅的爷爷又"兴奋"起来了，责备的重点不再是"明知我有病还在我身边玩闹影响我休息"了；而变成纪博雅忘恩负义，和他相处了那么久，居然不知道他有病。

纪博雅说到这里，暂时停住了，她默不作声了好一会儿。

过了一会儿，她再次开口说道："我毫不羞愧。因为我清清楚楚知道，他们不喜欢我。他们从来就不是像其他人家的祖父母那样疼惜自己的孙子和孙女那样来疼惜我的。他们指责我，并不是因为我错了。"

但是，纪博雅难过的是，她的父母从来没有挺身而出保护过她。

这让纪博雅觉得，这世上没有谁会和她站在一起。

她表姐那天的反应，也是让纪博雅失望的。作为一起被"捉到"的人，她没有和纪博雅共进退。

"在这世界上，我只有自己可以依仗。"纪博雅不无苦涩地说道。

后来，在纪博雅成长的过程中，她对世界的这种认识，因为一些其他的事件，也被加强了。她也曾再次毫无戒备地对待别人，说了一些心里话，结果，她说过的话被个别人当作武器，在背后攻击她，再组织大家一起来孤立她；虽然她说过的那些话，和那个来攻击她的人毫无关系。

纪博雅不明白，这个世界为什么是这样的，但是，她却记住了这个世界是这样的。

这个世界对她不友好，没有人想关心她，大家只关心自己，甚至会毫无缘由地攻击她。

纪博雅想，这大概就是她不愿敞开心扉和人交流的原因。

因为敞开心扉有什么用呢？

只会受伤害！

说得越多，受的伤就越大。

当发生矛盾的时候，闭嘴，一言不发，可能才是最好的选择。

在那次心理咨询师二级答辩的考试中，当纪博雅感到那个主考老师似乎是在故意为难她的时候，她只能不说话，因为她很愤怒。如果她继续说话，也许冲突就在所难免，不但那次答辩过不了，以后复试再遇到这些老师，结果还会更糟。

对咨询师老张，纪博雅感到了不舒服，但和他表达这些不舒服有什么用呢？他不是已经明明白白不想听她说什么，只想让她听他的话了吗？说了没用，还说什么？

至于对蒋霍然，纪博雅一开始，并没想维护这段关系，她和蒋霍然认识的环境以及蒋霍然的所作所为，都不会让她相信他会愿意听她说话。

"但是，在这次和蒋霍然的交流中，他说，他很欣赏他那个新女友特别善于和人沟通的特点，于是，我尝试做了改变。而我行为改变的结果，也确实带来了对方当时态度的改变。这次与人沟通的尝试，让我的印象深刻。"

纪博雅看向我："认知行为疗法中说，要重视当下。要进行'现实检验'。现在的我，是不是还是旧日那个无法保护自己，连逃开都不能，只能暴露在伤害中，站在原地忍受的孩童？现在和我交往的这些人，是不是还是那个，在道义和力量上都占上风的我爷爷？"

"事实上，我不再是过去的我，而和我交往的这些人，也不再是过去伤害过我的那些人了，或许，我可以试着和人交流，然后根据交流的结果来判断下一步该怎么办。而且不是只根据一次的尝试就下决定，而是多尝试几次再做决定。"

我为纪博雅鼓掌，由衷道："分清过去和现在的不同，用现实来检验自己的想法，博雅，我为你的勇气鼓掌。"

从一个旧的地方，走向一个新的地方，人的心中是会充满迷茫和胆怯的；只有积累足够的勇气，这段历程才能完成。我真心认为纪博雅做得很棒。

纪博雅眼中亮起光："您真的这样想吗？认为我做得很棒，而不是因为我明知这个男人不合适，却在反复犹豫而觉得我没出息？"

我点点头："你确实很棒啊，你看到了自己的问题，然后一直想办法来解决，这不是比否认问题、回避问题更有勇气的行为吗？"

纪博雅沉思了一会儿，点头道："对的，我虽然总是十分犹豫，但是，我确实也一直在用自己的方法尝试解决问题；而且，一旦解决后，这件事就再也不会困扰我。我虽然花的时间长，但最后的效果稳固，这就是我行为的特点。我觉得也蛮好的，比每次似乎解决了但最后又死灰复燃要好得多。"

我点头："那让我们就这样继续吧。对了，我想和你约定一下咨询的时间，像前一段那样，你好像遇到事才来咨询，不发生事就不来，这样对问题的解决，我认为是不利的，你怎么想？"

纪博雅不好意思地笑起来："朱医生，你说得对。其实我不来，一方面是觉得靠自己可以，另一方面是怕您厌烦我，总是为同一件事翻来覆去唠唠叨叨。所以，如果没发生什么事，我就不好意思来。"

我对纪博雅说："如果我感到厌烦，我会告诉你的。现在我们商定一下以后的咨询时间吧。"

最后，我俩约定好，以后每周一的晚上 7 点是我们的会谈时间。

第十三章
到底谁是"坏贝壳"——是我把他们影响坏了吗

"我觉得，我是那只坏贝壳。"2012 年 7 月 16 日晚上 7 点，纪博雅按照我们事先的约定，准时走进我的办公室，一张口，第一句就是这句话。

"怎么讲?"我很好奇。

"你有没有看过那个故事?"纪博雅问我，"一个妈妈让一个女孩检查要下锅的贝壳，方法是用一只贝壳去敲击其他的贝壳，如果发出的声响是清脆的，那么被敲的贝壳就都是好的，如果发出的声音是沉闷的，那么，被敲的贝壳就是坏的。"

"有一天，那小女孩敲过了所有的贝壳，听到的都是沉闷的声音，她很诧异，跑到妈妈那里去汇报'今天的贝壳都是坏的'!妈妈询问了她检查贝壳的方法后，只说了一句话：'换一只贝壳敲敲看。'意思是让她换一只贝壳来检验其他贝壳。"

"小女孩照着妈妈说的做了，这次她惊讶地发现，所有的贝壳里，只有几只的声音是沉闷的，大部分都没问题。那刚才是怎么回事呢? 为什么用原来那只贝壳来敲，所有的贝壳发出的都是沉闷的声音呢?"

"是因为，她手里原先握着的那只用来检验其他贝壳的是只坏贝壳啊!"

"嗯，"我点点头，"我看过这个故事。"

纪博雅很激动："我就是那只坏贝壳啊！"

"我这几天反复地想，为什么我总是在和异性的亲密关系上出问题？为什么我找到的都是'坏男人'？为什么无论是林世伟还是蒋霍然，他们都让我那么痛苦，都对我那么坏？如果只是一个人让我有这样感觉的话，那可能是对方的问题，可是，如果我和谁在一起都觉得痛苦，那看起来就像这个坏贝壳的故事一样，问题应该是出在我自己的身上。"

"你觉得你有什么问题？"我问纪博雅。

"嗯，先说说我丈夫吧。"纪博雅思忖着说道，"我丈夫和他前女友在一起的时候，挺上进、挺要强的，他不但一门心思想着怎么赚钱，还对他女友很好。据说他女朋友曾在深夜两点要求他去买个蛋糕来，以证明他对她的爱意，他还真去了。另外他不但和他女友分担家务，而且帮女友照顾她的弟弟妹妹们，托人帮他们找工作什么的。女友的妈妈带着后老伴儿去他和女友租的房子里一起住，把家里搞得一团糟，他也能够容忍。可是，他和我在一起后，却变成躺在家里什么都不干的人了。"

"再看看蒋霍然。他对他女朋友简直是言听计从，每晚就像一个已经结了婚的模范丈夫那样按点回家。他女朋友对他说的话就像圣旨。可是对我呢？总是需要我等他，他对我说出的话都不算数，需要我的时候就来找我，不需要我的时候就对我弃若敝屣，甚至最后还对我说出那些侮辱人的话。"

纪博雅望向我的目光中显露出些微痛苦："朱医生，我会觉得，是我把他们变坏了！尤其是我丈夫，我一想到原先他曾经是个那么上进勤奋的男人，现在却因为和我的相处变成了一摊烂泥一样。因此我对他怀有歉意，所以，即使他出轨了，我也并不恨他，我更多的情绪是自责。"

我看着纪博雅，问她："博雅，你的意思是，你是神，能改变一个人？"

纪博雅回望我，半晌不语。过了一会儿，她说道："我肯定不是神。我想，我可能是一个'酒鬼的女儿'。"

有关"酒鬼的女儿"，心理学上有一个重要概念，那就是"投射性认同"。这个概念最早是由心理学家克莱因提出的。

克莱因在其创建的精神分析的客体关系理论里认为，投射性认同是一个人诱导他人以一种限定的方式来对他做出反应的行为模式。这种诱导源于一个人的内部关系模式，即当事人早年与重要抚养人之间的互动模式，这种互动模式会内化成为当事人自体的一部分，并将之置于现实的人际关系领域中。

具体到"酒鬼的女儿"这个问题上，是指依据客体关系理论，假使一个女人的父亲是酒鬼，她受尽苦楚，发誓再也不要找酒鬼，但是成年后，她即使找的不是酒鬼，她也会在和对方相处后，将对方诱导成酒鬼，因为她和酒鬼的互动模式已经成为她内部的固定关系模式。

只有把对方诱导成酒鬼，她才能感到习惯和舒适。因为这样，她就又回到了童年的情景。

我问纪博雅："如果你是'酒鬼的女儿'，谁是'酒鬼'？你父亲是吗？你和这两个人相处的感觉，和小时候在家里的感觉一样吗？"

纪博雅愣住了，她想了半天说："不对哦，我爸爸才没有对我这么不好。他虽然不理我，但是也没这么虐待我啊。我也没有对我爸爸这么尽心尽力，我从小在家什么都不干的，我爸妈的衣服我基本一件也没洗过，饭也没做过几顿，上大学后才主动给家里洗碗，我妈当时欣慰坏了。"

她摇摇头："不对，看起来，我不是'酒鬼的女儿'。我喜欢的，是他俩以前好的样子，不是他俩变坏的样子，他俩变坏后，我很郁闷，没什么快感，每天想着的是如何能离开。"

我点点头："嗯，从这个角度来看，似乎你不是酒鬼的女儿。那么，你觉得是你做了些什么事，把他们诱导成'酒鬼'了?"

纪博雅这次没怎么想，就苦笑道："我做的事很可能就是，我对他们太好了!"

"我喜欢一个人就会全心全意地对他好，尽一切能力实现他的心愿，帮助他完成工作，没有任何原则。"

"比如我丈夫，他想看《哆啦A梦》的连环画，舍不得买，只给自己买了一两本，我看到后就从网上给他买了全套送给他。要是对我自己的话，我是很舍不得的，但我对他却很舍得。"

"在日常生活里，我也是这样。我家有两条被子，一条厚一些，一条薄一些。天气比较热的时候，我会把薄的被子让给他盖；天冷的时候，则把那条厚的给他。吃饭的时候也是，我总是把好的让给他吃，把不太好的留给自己。"

"我记得有一次我俩晚饭吃中午的剩饺子，热饺子的时候，有的饺子破了，我就把囫囵的饺子都盛到了我丈夫碗里，而把那些破的全都放在自己碗里。可让我没想到的是，当我丈夫吃完他自己那份时，到我碗里来乱翻。我问他找什么，他居然说，是在找囫囵的饺子，最后他还因为没找到而感到很失望!"

纪博雅看向我："朱医生，一直到了那一刻，我才意识到，原来，我丈夫享受我对他的好已经成习惯了，习惯到了根本没意识到我一直在对他好的地步!"

"还有蒋霍然，我大概知道他为什么会这么听女朋友的话，因为他对我说过，他曾经在晚上收到过那种暧昧短信，然后他女友就折腾得让他整个晚上睡不成觉。我想，他为了避免再承受这种麻烦，自然会学'乖'。"

"可是我对他的态度是，一切以他的意愿为先，从来没有强迫或哀求过他多和我待一会儿什么的，所以，他也就敢随便对待我。"

我问纪博雅："你的意思是，因为你对这些男人太好了，所以他们就变坏了，不管是你丈夫的颓废，还是你目前这个男友的不尊重人，都是你造成的，你该为你和这些男人间的问题负主要责任？"

"嗯。"纪博雅点头。

"那么，如果换作你是你丈夫或男朋友，有个人像你对待他们这样对待你，你是不是也会变成他们这样？"我继续问道。

纪博雅愣了一下，思索了一会儿，缓缓开口："不，我不会的。别人对我好，我会非常感激，会一直想着做些什么来回报别人的。"

"拿我丈夫来说吧，虽然我只是个女人，但我也绝对不会像他一样心安理得地坐在家里，接受别人养活我的。当初我来北京之前，就有个男人说让我辞职来北京，他养我，可是我想了想，拒绝了。我总觉得人该自强自立，不能把自己的命运交到别人手里。"

"还有，我考硕士的时候，就是边工作边学习的，并没有辞了职在家为了考硕士就什么都不干了。"

"至于蒋霍然，我也想过了，如果我不喜欢一个人，就会明说。而如果我喜欢人家，却又不能和人家在一起，我也会给对方明确的反馈，不会对人家忽冷忽热的。另外，我是绝对不会对一个给过我美好回忆的人口出恶言的。"

"嗯。"我点点头，"既然你不会被宠坏，不会因为别人对你好，你就对别人坏，那么，是什么原因让你觉得就是你宠坏了你丈夫和你的这位男朋友？你觉得他们不是成年人，没有判断力和选择权，他们对自己的生命不必负责吗？"

纪博雅思索起来："你的意思是说，如果一个人不愿意，那么无论别人做什么，他都不会改变的，是吗？不管是变好还是变坏？"

我没有直接回答纪博雅的问题，而是给她讲了个故事："有这样一个故事，说的是有一个罪犯，盗窃、抢劫、吸毒，无恶不作，当他最后被抓捕的时候，记者采访他，问他为什么走上了犯罪的道路，他回答道：'我出生在一个破碎的家庭里，有一个冷酷无情的爸爸，他嗜酒如命，且毒瘾甚深，有好几次差点把命都送了。他的脾气十分暴躁，经常打我妈妈，后来因为在酒吧里和一位看不顺眼的酒保斗殴，他稀里糊涂地成了一名杀人犯。因此，我很小的时候就开始四处流浪。有这样的家庭，我还能怎样？'"

在纪博雅专注的眼神中我继续说道："听了他这个故事后，很多人都很同情他，认为他走上犯罪道路是情有可原的。然而，记者在深入调查后发现，这名罪犯还有一位孪生兄弟，他设法找到了那位孪生兄弟，想要对他也进行一次采访。让记者惊讶的是，这位罪犯的孪生兄弟是一家大型企业的董事长，有着美满的婚姻和三个可爱的孩子，他每年都会拿出大量的金钱来做一些慈善事业，因此赢得了不少赞扬和荣誉。当记者问到他为什么会有今天的成就时，他的回答和成为罪犯的弟弟一模一样，他回顾了自己的成长环境，无限感慨地说：'有这样的家庭，我还能怎样？'"

我问纪博雅："你看过电影《风雨哈佛路》吗？那部电影里几乎是讲了一个和这位哥哥一样的故事。电影的女主角是一位无家可归的女孩，母亲的精神有问题，父亲吸毒，她并没有因为环境的原因而自暴自弃，而是靠自己的努力考上了哈佛大学。博雅，你知不知道类似的故事？"

纪博雅沉默着，她在思索。过了一会儿，她说："你说得对，我没那样大的力量。"

"我对这些男人也有期望，期望他们能善待我。我还以身作则，展示出我能做到的事。可是，他们没满足过我那些期望，也从来不以我为榜样，学习我那些好的方面。"

"我如果真的那么伟大，伟大到了能改变别人的地步，怎么就没有把对方改变到我自己想要的方向上去，而只把对方改变到我不想要的方向上去了？"

"要是我能改变对方，对方确实受到了我的影响的话，应该不是变坏，而是变好啊。"

"看来不是我把这些男人影响坏了。这些男人并不是原来是好的，到我这里就变坏了。"

"而且即使我真的做错了，他们也有做对的机会。就像是，不是所有父母离异了的孩子都会有悲惨的人生，也不是所有得到别人帮助的人都会得寸进尺一样。"

纪博雅摇头叹息："你知道吗，朱医生，我一直在为这个困惑。因为我丈夫出轨后，很多人说我做得不够好、不到位，说就连别人提醒我他可能出轨的时候，我居然还不当回事。这让我很疑惑，难道我给对方信任是不对的吗？"

"一个成年人，需要我整天提醒他、看着他？"

"我的理智告诉我，不是的。至少，当别人给我信任的时候，我只会想，如何不辜负这信任，而不是如何利用这信任。"

"在我上大学的时候，有一次在上中药化学实验课的时候，大家讨论考英语四、六级的事，教我们中药化学的老师听见了，就问：'那你们班过六级的人多吗？'大家告诉她，只有一个人。那个老师是一位五六十岁的教授，她听到回答后，环顾了实验室里的同学，然后走到我身边，在我的肩背上拍了拍，说：'只有一个人吗？那我猜，是这位同学！'"

"朱医生，这位老师和我并不熟，我相信她甚至不知道我的名字，可是，她竟然对我表现出这样的信任。我想，这大概和我那段时间在课间的时候经常和别的同学一起去请教她问题有关吧。但当老师这样说的时候，我还没有考过英语四级呢！所以我是既骄傲又羞愧。"

"当时我就说：'老师，对不起，我还没考过，但是您放心，我一定会考过的。'"

"然后，毕业的时候，我们班过六级的只有两个人。一个是原先已经过了的那位男同学，另一个就是我。其他人都没过，其中包括一位中学上的是复旦附中，英语四级在大学一年级第一次考试就过了的同学。"

"我很欣慰自己没有辜负老师对我的信任。"

"我也告诉过你，和林世伟在一起后，我也不是就没机会动摇过，但我克服了自己的动摇，还对林世伟说了这些事。"

"朱医生，"纪博雅看向我，"我想，我虽然不是圣人，但是，我至少能做到光明磊落。可为什么我结交的这些男人就都做不到呢？"

"林世伟、蒋霍然都在脚踩两只船，我也想过，可能年轻男孩子都是这样的？都会经过这样一个先动摇然后才会坚定的阶段？但是我在豆瓣上参加活动，就看到有个男孩子，是硕士生，他就干干净净的，参加的都是些读书或技术类的小组，而不是那些什么吃喝玩乐、约炮的小组。这是不是能说明，不是所有的年轻男孩子都会脚踩两条船？"

"我也把我的疑惑对蒋霍然说过，问他：'难道尊重、信任男人是不对的吗？'结果蒋霍然对我说：'男人是需要被人管理的！'也就是说，他也不认为人是能够自律的。"

"那么，现在你怎么想的？你觉得男人是该自律，还是该被人管理？"我问纪博雅。

纪博雅看看我，缓缓开口："我认为，人应该自律，应该自己管理自己，不该把自己行为的原因推卸到他人身上。"

我放下手中的笔，轻轻为纪博雅鼓掌。

纪博雅苦涩地笑了，摇头："这些道理我都知道，但是我不够坚定。我总是在'我是这样的，但大家却是那样的，是不是我错了'这样的问题中苦苦挣扎。"

纪博雅说的，我完全理解。

我观察到，从一开始，她的问题就是这样的。她不能肯定自己的行为，她的内心有两种看法总是在打架。所以，她才需要来进行心理咨询，对她的想法进行梳理、甄别、选择和坚持。

不过，我相信纪博雅也知道这个问题，所以我没有就这个话题和她进行讨论，而是继续刚才的话题，我问她："那你觉得，你和这些男人相处时，你的问题在哪里？你为什么总遇到'坏'男人？"

纪博雅苦笑："我的问题就在于太轻信。我每次看到了外表美好的东西，就从不细究它的内在。别人对我说什么，我就相信什么，从来不去探寻证明。"

"这话怎么讲？"我问纪博雅。

纪博雅叹息一声："因为我现在回想时，突然意识到，林世伟曾经说过的他的上进，蒋霍然说过的他对女友的体贴，我从来没看见过证据，这都是他们自己说的。"

"对蒋霍然，我确实并不完全了解，因为我俩从来没有真正相处过，但林世伟，我和他生活了那么多年，我的眼睛已经清清楚楚地看见，他从来就不是以上进为生活目标的人。而且，根据我的亲身经历，我现在已经深知，他是多么能说谎。从小事到大事，在他嘴里，几乎得不到一句实话。这也是我遇到事情时，从来不准备依赖他的原因。因为不管他答应得多么好，最后注定会让你失望！"

"现在回头想想，林世伟极有可能从见我的第一面起，就一直在说谎，目的只是为了美化自己，让我喜欢他。而蒋霍然也一样，如果蒋霍然真的具备'体贴忠诚'的特质，他又怎么会继续做出脚踏两条船的事?!"

"林世伟和蒋霍然都比我'聪明'，意识到对方会欣赏什么样的人，然后就把自己伪装成那个样子。他们真实的面貌是什么? 我并不知道。"

"那么现在，你还认为自己是那只坏贝壳，需要为和你交往的男人变坏负责吗?" 我问纪博雅。

纪博雅笑起来："不，我没那么大的本事。每个人必须对自己的行为负责，他们才是那只坏贝壳！"

"那你觉得你的问题是什么?" 我问道。

"我的问题是，我为什么总要容忍这些男人对我的坏? 我为什么已经知道他们在撒谎后，却还要相信他们，并且一直姑息和将就他们? 我为什么一直不肯相信自己眼睛看见的事? 我想，这才是我需要好好想想的！"纪博雅回答。

第十四章
对男人的鄙视和崇拜——我是不是女人

2012 年 7 月 23 日，纪博雅再次准时来到了咨询室，她在沙发上坐好后，对我惆怅一笑，然后说："我可能真的不是个女人。"

我问："为什么这么说?"

纪博雅眉宇间的惆怅神色不改，她望着空气中的某样东西说："前天晚上，我丈夫回家来了，第一次主动向我提离婚，他的理由是，我没把家收拾好。他说他最大的愿望就是回家看见家里干干净净的，能有口热饭吃。他觉得，我是改不了了，他也不相信我能改。"

"嗯，那你怎么想呢?"我问。

纪博雅"邪恶"地一笑："他说得对，我压根儿就不想改！我从来都不认为收拾家、做饭、洗衣服理应是女人的天职，而且，我也不认为只该我一个人改。"

"那你为什么而难过?"我继续问。

纪博雅继续望着空气中的某样东西出神，她叹了口气后，语调缓慢地说："因为我想到了我的前夫。"

"当初我和前夫分手后，到北京上博士的时候，他不死心，总是发些'脏兮兮'的短信来挑逗我，我看到这些短信觉得很恶心，就回复他，希望他别再给我发这些东西了，结果他气急败坏地给我发来一条短信，写着'你不是女人'。"

"一个男人说我不是女人，那可能是他的问题，我不会介意，但现在两任丈夫都说我不是女人，我就有些怀疑了。"

"在生活里，我也在暗中观察，我发现有些女人和男人交往简直是毫无障碍，她们毫无顾忌地向男人提要求，得心应手地从男人那里索取各种东西，而那些男人也乐此不疲地满足她们。可是这些对于她们来说轻而易举的事，对我来说却是那样困难。"

"对我来说，与其向男人索要什么东西，还不如自己直接去挣呢，远远比向男人要来得轻松省心。甚至别说是向男人要了，就是男人主动给我，也会让我非常忐忑。"

"我记得有一次，我的一位女性朋友和我一起逛面包店，她看到我在某块蛋糕前流连了一下，就立刻说：'你喜欢这个是不是?'然后立马掏钱买了给我，我收下了，心里很喜悦。可是就在那之前的一天，我和一个男性朋友也是逛这家面包店，他要掏钱帮我付款，却被我坚决拒绝了。这能说明什么问题呢?"

"我另一位女性朋友特别不能理解我的做法，很善意地提醒我，说向男人要东西没那么难，很轻松的，然而对我来说，别说是去做了，这件事，想想都那么难。对男人开口要东西，对我来说，好像是一种耻辱。"

"所以我觉得，可能我真的不是女人，因为对于女人来说那么容易简单的事，我却做不到。我没办法信任、依靠男人，我也无法满足男人对女人的期望。照这样看，我一定不是个女人。"

"男人对女人的期望?"我抓住纪博雅话里透露出的一条线索，问她，"你觉得男人对女人的期望是什么?"

"根据我现任丈夫的叙述，他期望自己的妻子是这样的：有一个稳定的工作，凡事不让他操心，喜欢打扮和逛街，在逛街的时候怀着极大的热情和人讨价还价，回家后积极干家务，而且，要带着幸福和喜悦感做家务，最好呢，还要对他言听计从，对他表现出无比的崇拜。"纪博雅的语调里不无讽刺。

"听起来你并不认同他。"我说。

"也不是，"纪博雅摇摇头，思索着，"说实在的，我的心情很矛盾。当初我俩婚姻暴露出问题，他提出这样的要求时，我认真考虑过。我认认真真地想过，我能不能做到他要求的这些？"

"考虑后的结果是，我并不是一定就做不到，至少形式上，我都能做到。不就是挣钱、别让他操心、打扮漂亮、俗一点儿、别那么清高、做好家务、他说什么就是什么吗？"

"但是，关键就在于，我不想这样做。"

"首先，我只服从于真理，当他是错误的时候，我为什么要听他的？他的内心就那么脆弱，无法面对错误？需要我为他遮掩脸面？这真成了那个叫《扒马褂》的相声了——因为我借了他一件马褂穿，所以他就算说看见了一只长得像火车那么大、头在天津、触须在北京的蛐蛐，我也得为他提供证明：'对，确实是，我也看见啦！'"

"其次，他所要求的这些，虽然不能说是全无道理，但在我心里，有很大一部分正是我深恶痛绝的。比如，把时间花在逛街上，还深以为乐地和人讨价还价。他说问题不在钱上，而在于那个过程，但在我看来，为了省几十块钱乃至几块钱花费那么长的时间绝对得不偿失。"

"至于满心幸福地做家务，呵呵，恕我直言，我已经听够了我妈妈的抱怨。我小时候，我妈妈每次一从我奶奶家回来，就会倾诉别人是怎么看不起她，怎么把活儿都留给她干，如果她有学识、有文化，别人就不会这样对待她。所以，在我心里，做家务和没有意义是画等号的。我宁愿把时间花在看书上，也绝不愿花在做家务上。"

"所以，我是不会改的。我无论如何都不会改成他期望的那个样子。对我来说，那样的人生是肤浅的、可悲的，是不被人尊重的。我不是做不到，我就是不想做！"

"那么，你前一任丈夫对女人的要求呢？"我问。

"他？"纪博雅想了想，"他大概也希望我对他言听计从吧。就在我俩离婚前几天，他还抱怨了我两三次，说我不好好收拾家，让他朋友来了没面子，但当时我就觉得他非常可笑，我都要和他离婚了，还收拾家做什么？而且，既然是他不想和我离婚，那该好好表现的是他才对。他居然还对我挑三拣四的，我觉得他的脑子有问题！"

"你好像不太尊重他们？"我问。

纪博雅收回了她投注在空中的目光，定定地望着我，沉默半晌后，她开口道："是的，我不尊重他们。我打心底里觉得，他们愚蠢、无能，都是孬种。我看不起他们，即使他们挣再多的钱，也不会改变我对他们的看法。"

我静静地望着纪博雅，不说话。

纪博雅意识到了我的沉默，她回望着我，片刻后，缓缓开口："你的意思是说，这才是问题的实质？关键并不是我到底是不是个女人，而是他们在我这里找不到当男人的尊严？"

"你觉得呢？"我反问纪博雅。

纪博雅笑起来，整个身体放松下来，就像一只蜷在沙发上的猫，伸了一个大大的懒腰，她说："是的。其实我不是没想到这些。他们好想在我这里找到做男人的尊严，他们巴不得我没有实际上表现出来的那样出色，那样强大，那样咄咄逼人。可惜他们做不到！"

纪博雅的神色和言辞又犀利起来，就像一柄闪着光芒的宝剑："我本来就比他们强，我的学识、我的修养、我的思想，他们明明不如我，还想让我向他们臣服，那怎么可能呢？"

说到这里，纪博雅骄傲地扬起她的下巴："而且，他们一开始也不是不知道我就是这个样子的，不是还是拼了命地来追求我吗？现在又拿这些明知我没有的东西来做文章！"

她神色里满是不屑："他们无法从精神上征服我，于是就想出各种贬低我的方法打击我，好让我觉得自己不行，让他们获得掌控的感觉。"

"那么，既然你已经知道他们远远不如你，你当初为什么还要和他们在一起？"我问。

纪博雅沉默了，她低下头去。

过了好半天，她才抬起头来，眼中露出一抹沉重痛苦的神色："表面的原因很多，我也和你讲过很多遍，比如我不善于拒绝啊，我想要一个属于自己的家啊，我和别人赌气，还有什么我很喜欢被人需要的那种感觉啊，等等。"

"这些原因也未必不是真的原因，但是，可能还不是最深层的。"

"今天，我想我已经知道了更深层的原因是什么，那就是，虽然表面上我认为他们不如我，但在心底最深处，我觉得男人比女人强，我想通过他们实现我的一些生活目标。"

"你听说过什么叫'玻璃天花板'吗？"纪博雅问我。

我点点头："嗯，女性进行职业发展时，会遇到的阻隔，貌似看不见，其实无处不在。"

"是的。"纪博雅点头，"我就是这个意思。我觉得，这个社会实质上是男人掌权的社会，虽然这些男人愚蠢软弱，但是有些路径就是向他们开放着，而向女人关闭着的。如果我想在那些领域里取得和男人一样的成就，就需要付出比他们多很多倍的努力。"

"我觉得这样不公平，我不想遵守这个规则，我想绕开它。"

"我想利用男人达到我的目标——我和他们合作，乘坐他们驾驶的战舰，载我到想要到达的地方去。"

"你看，所以婚姻失败了。我虽然痛苦，但我最痛苦的点并不是因为我感到我失去了爱，因为我从来也不认为自己得到过爱。我最恨的是，这些愚蠢的男人，不思进取，不能与我好好地合作，从而再次浪费了我的时间。"

"我从来就没真正看得起过这些男人。我对男人，有敌意。而他们，感受到了我的敌意。"

纪博雅自我解嘲地笑起来："多么可怕的一个女人啊！如果这样的女人能得到男人的爱情，那才奇怪了。"

"你刚才好像说你觉得男人比女人强？现在又说你看不起男人，对他们有敌意？"我问纪博雅。

纪博雅愣了一下，开始思索。

过了一会儿，她开口道："我明白了。这可能还是和我的原生家庭有关。我妈妈从我很小的时候就一直在我耳边说：'你要是个男孩就好了，我们就想要个男孩。'就为了她这句话，我从小就把男孩当作假想敌，或者说当作目标。"

"我一方面剪短发，穿男装，打扮得雌雄莫辨，希望别人说我是个男孩子；另一方面，我又努力把自己和男生比，要做得比他们还出色。"

"或者可以这样说，我貌似在反抗男性压迫，对男人有敌意，但实质上，我是认同了我妈妈的看法，那就是女人不如男人。"

"因为认为女人天生不如男人，所以才需要在各个方面做得更出色，比男人强，这样才能抵消掉那种先天便存在的劣势，实现和男人一样的价值。"

"又因为认为女人天生不如男人，所以虽然表面上看起来这些男人都远远不如我，但我在心里却认为他们肯定还有些什么地方是远远强于我的，所以，明明事实已经显示出他们不如我了，却还是嫁给了他们。"

"还有因为认为女人天生不如男人，所以我心里会把男人无穷拔高，把许多普通男人根本达不到的品质幻想到自己身边的男人身上，于是让对方感到压力，让我自己对他们感到失望和痛苦。"

"照这样看起来，与其说我是看不起男人，倒不如说我是在膜拜男性，只可惜，我膜拜的那位男性从来就不是现实中的人，在现实中也未必真的能有，那是一个在我妈妈看来无比珍贵的象征，而我，以貌似反抗与不屑的态度，完全继承了她的想法。"

"因为这种对男性的膜拜，所以，我可能也不是那么完全认同我的女性身份。除了上面所说的，和男人的矛盾外，在性上面，我可能也有一些问题，比如在进行性幻想的时候，我常常会幻想自己是个男人，可是同时，我性幻想的对象，也是男人，而不是女人。"

"听起来，我好混乱是不是?"

我问纪博雅:"那你希望自己是个男人吗?"

纪博雅回答:"不知道。这个问题其实我想过。"

"有很多时候，我都会想，要是我是个男人就好了。这样，就可以肆无忌惮地想干什么就干什么。比如去追求我喜欢的人，比如做我想做的工作，丝毫不需要顾忌他人的看法与嘲笑。这可能和我意识到的社会对男人更宽容有关。"

"但另一方面，我也觉得男人确实挺累的，需要承担很多东西，我不知道自己是否承担得起来。我觉得做个女人也不错，至少可以躲在'女人'这个面具后不思进取，正大光明、理直气壮地没出息。"

"照你这样说，其实你是默许'女人'可以不如'男人'这种社会习惯性看法的?"我问。

纪博雅不好意思地笑起来："是的。我一方面不肯服输，非要坚称'谁说女子不如男'，听见谁说女孩子不如男孩子就和谁恼火；另一方面，我却对女孩子们很宽容，对她们没什么要求。你知道吗，我认识的女孩子里，不止一个人对我说过，我很可爱，让她们心疼。她们要是男人，就来娶我。我当时就问：'那些男人呢？怎么他们就不这样爱我?'"

"有一个女孩子答得非常好，她说：'因为你对男人和对女人是不同的。你在男人面前，不是在女人面前这个样子。'"

"我想了想，认为她说得非常对。"

"我在女性面前从容自在、生动有趣，我从来不把她们当竞争对手；可我在男人面前，就很炸毛。我把他们当竞争对手，我对他们冷酷无情，行为僵化，我渴望打败他们。所以，男人们不能像女人们这样爱我。他们是被我'打'跑了，在我面前，他们太没面子了。"

"嗯，只能说，我妈妈对她孩子的塑造非常成功，她一直渴望得到一个儿子，而她也果然得到了一个'儿子'——一个大脑偏向用男性思维解决问题，和大部分男人一样不善于共情，只关注结果的'儿子'；一个在性幻想中，出现的场景都是自己是一个男人，如何征服另外一个男人的'儿子'；一个认为自己的婚姻和自己的事业都该自己做主，能顶住父母反对意见的‘儿子’。"

"那你现在对男女的看法呢？现在，就是当下这刻，"我特意在"现在"这两个字上加重了语气，询问纪博雅，"现在，你对男女的看法和从前比，有什么不同了吗？"

纪博雅笑起来："就在刚刚，在今天下午之前，在咱俩进行这次谈话之前，甚至在咱俩刚刚说到为什么觉得男人比女人强的时候，我对男人和女人的看法还是比较混乱的。"

"我认为男人应该高大伟岸，无所不能，遇到问题可以面对，遇到困难可以解决。他们宽容、坚贞、勇于自省、敢于承担；他们言必信，行必果，虽有小小缺点，比如不拘小节、粗心大意，但是无伤大局。"

"但我也知道，实际生活中的男人，并不是这个样子。"

"他们有的喜欢吃零食，睡懒觉；有的喜欢传八卦，议论是非；有的好吃懒做；有的满嘴谎话；有的平时装得道貌岸然，大义凛然，实际上一遇到困难就躲，一发生问题就推卸责任。总之，所有普通人该有的缺点，他们一样也不少。"

"而女人呢，我心里理想的女人有很多类型：有的妖媚迷人，不需要开口就倾倒众生；有的独立自强，凭自己的能力为自己打下一片天空；有的富有生活情趣，把自己的生活打理得井井有条。这都会让我羡慕。"

"可同时我也知道，刚才我说的那些男人的缺点，比如好吃懒做、议论是非什么的，在很多女人身上也一样不少！"

"所以，以前我很混乱，想起男女的问题，有点儿无所适从的感觉。"

"但是，通过咱俩的谈话，我忽然意识到了，男人和女人，除了生理特征不同外，其实很多地方是可以一样的。"

"男人或女人，首先都是人，都可以具备某些优点，比如温柔，比如宽厚，比如善良，比如负责任、守信用；也可能会具备某些缺点，比如轻浮，比如油滑，比如见异思迁……"

"但是，具备的无论是优点还是缺点，能做什么和不能做什么，不是因为性别而决定的——哦，生孩子这件事除外。决定我们行为的，主要还是我们的思想和信念、人生态度和愿意付出的努力。"

"比如，男人做生意需要半夜三更就起来去接货，需要夜里 12 点还在外面和别人喝酒应酬，而一个女人如果也想做生意的话，也需要做这些事，这和做事的人是男人还是女人无关。但如果这个女人对自己说，我是个女人，怎么可以这么晚了还和人在外面喝酒？甚至有可能还是和一大帮男人在外面喝酒，或者，我是个女人，这么早出门不合适吧？那么就是她自己把自己捆住了。她做不成生意的时候，也不必自怨自艾，说些什么只怪我是个女人这样的话。"

"如果按照这样的思路来看的话，除了生理特征外，世界上并没有真正的男人或女人之分。从前大家对男人必须是怎样的、女人又必须是怎样的看法，是受长期的社会发展中男女不同社会角色分工影响的，是与历史环境和社会发展程度相关的。"

"基于目前的社会环境，我心里有关自己是不是个女人的斗争和挣扎是没什么必要存在的，因为在当今我国的社会条件下，已经为女性敞开了很多道路，中国女性的发展前途还是有很多的。是故，男人不必强于女人，而女人也不必弱于男人。"

纪博雅说到这里，情不自禁地套用了一句文言文，开起玩笑来了。

"那你对你丈夫的'你不是女人'的说法现在怎么想？"我问纪博雅。

纪博雅笑着回答："我当然是个女人啦，即使我不是他认为的女人的那种样子。"

"他可以有他对女人的期望，但我也有做我自己想做的那类女人的权利。每个人都有权利选择适合自己的不同的生活方式，我祝福他能找到他想要的人，但我不会为了适应他而强行改变自己，也不会因为自己不符合他的期望而责备自己。"

"我是女人，只不过不是他想要的那类女人；他是男人，只不过不是我想要的那种男人。"

第十五章
寻找内心的和解——请给我一个理由

2012年7月30日，纪博雅坐在我的办公室里，对我说："朱医生，这段时间，我开始学习精神分析了，里面有些东西帮助了我。"

"哦，说说看"，我鼓励道。

纪博雅想了想，说道："我不是很长一段时间来，都为我和母亲的关系在烦恼吗？"

"她从小就总说不想要我，我给她惹麻烦什么的，这让我很难过，我认为，她这种态度造成了我心底的生存焦虑。还有她和我父亲对我文理分科和高考志愿选择上的干涉，也是我耿耿于怀的一件事，这让我觉得，在他们心里，我就是个蠢货，他们从来不相信我的能力。"

说到这儿，她望了望我，"哦，对了，我文理分科和高考的事，有没有向您讲过？"

"好像没有。"我摇头。

"那好吧，我再简单给您说说这件事，"纪博雅苦笑，"说实话，这些事我想了很多遍了，想到了已经不想再想的地步，我希望这是我对别人讲的最后一遍，以后再也不需要讲了，再讲，我自己都要吐了。"

然后，纪博雅给我详详细细叙述了一遍，她父母影响她文理分科的选择和高考志愿填报的事。大致情况是，在纪博雅上中学的时候，喜欢文科，而文科的代课老师也非常欣赏她，认为她是木秀于林、与众不同的。有位老师还断言，如果班上只有一个人能懂他说什么的话，那个人就是纪博雅，而纪博雅也势必会是将来班上最有前途的学生。

但是，在文理分科的时候，纪博雅的父母却因为理科生考上大学的几率高、理科生不容易招惹口舌是非等原因，坚持让纪博雅上了理科。虽然分科之后，纪博雅的成绩也很好，但她始终耿耿于怀，认为自己的能力失去了得到最大限度发挥的机会。

然后，在要填报高考志愿的时候，纪博雅想当老师，想到北京，可是她父母又表示了反对，反复劝说纪博雅，学医比当老师好，而考北京的学校，也不是纪博雅的能力可以实现的，不如考个地方上的学校，这样会比较保险。

纪博雅虽不情愿，但没能坚持自己的意见，还是听从了父母的安排，结果，分数线下来后，她的成绩远远超出她一开始想填报的那所北京学校的录取分数线。而且，还有个事实和纪博雅预料的一样，那就是，因为大家都不敢填报那所北京的学校，当年那家学校第一志愿没能招满，有不少学生都调配到了那所学校，但因为纪博雅的志愿里都是地方性学校，根本没有填这所学校，所以，她没去成！

更糟糕的是，当纪博雅进入大学后，第一个晚上，学生集中在礼堂里开入学宣讲会，会前播放了一段《新闻联播》，她赫然看到一条新闻，说的就是她当初想去的那所大学的新生活动内容。

纪博雅无比痛苦，她的苦恼也无处诉说，她不认为有人会想听。因此，她只有默默自己承受着这些。而她的大脑也很配合她，神奇地把开学第一天发生的一切都遗忘了，不单是这条新闻，而且还有第一天报道时遇到的几位同学。因为这个，纪博雅在后来的学习生涯中不止一次遇到一些难以理解的事，那就是，别人认识她，好像和她很熟悉的样子，但她却不知道对方是谁。这也给她造成了一些影响，因为对方认为她是傲慢。

毕业后，因为某件事机缘巧合，曾经发生的这一切，才被纪博雅想起来。虽然开学第一天的事被遗忘了，但因为父母指导失误，导致她没能进入心仪的学校，尤其是没能来北京上学这件事，却一直让纪博雅耿耿于怀。那之后，每当她在学业、工作或生活中遇到挫折，每当她看到别人成名成家、自己默默无闻的时候，她都会痛苦地想起这两件事。

纪博雅认为，她的父母毁了她的一生！用他们的无知和自以为是！

纪博雅说到这里，开始苦笑："这些年来，我一直在劝自己，我一直想和我父母和解。"

纪博雅非常认真深入地开始回答我："我对自己说，父母他们只是被他们的生活吓怕了。他们童年经历过 20 世纪 60 年代的饥荒时期，他们的青年时期又经历了'文化大革命'，所以，他们只想着安稳。没有人能超越自己的经历来思考问题，所以他们想不到社会还会往现在这个方向变化，他们想不到会有改革开放、经济繁荣。"

"我还想，幸亏我上的是理科，否则，以我的个性，假使我一帆风顺，天赋和才华得到发挥的话，不知道我会变得多么刻薄偏狭，我不知道会攻击和伤害多少人呢。理科也挺好的，至少锻炼了我的逻辑思维能力。"

"我也谴责我自己，你干吗怪父母？谁让你当时不坚持的？如果你能坚持自己的意见，不就没这些事了？可是，我上大学的时候，还不到 17 周岁，我不知道这是不是能有自己主见的岁数。不过，拜这段经历所赐，我后来读硕士、结婚，都是自己拿主意的。我再也不想听他们的了，我拼了命地去做那些他们不同意的事，想用事实让他们看到，他们是错的，我是对的!"

"可是,事实却是,我的两次婚姻都没好结果!所以,现在遇到蒋霍然后,我不知道该怎么办了:如果还是按照我父母的规则行事,不一定有好结果,比如我的高考;但如果按照我自己的愿望来,也不一定有好下场,比如我的婚姻。所以,现在我很糊涂。"

"不过,我还是努力想和父母达成和解的,至少在我自己心里是这么想的。尤其是在学习心理咨询后,我意识到,如果我不能和他们达成和解,我的心永远不会平静和快乐。另外,我的理智也告诉我,我父母是爱我的,而且,他们已经尽力了。虽然很多事他们没有做到,但那是因为,他们就是那样的,他们能力有限,他们不是故意对我使坏的!"

"我希望,我能用发自内心的关爱来回报他们对我的爱,而不是仅仅出于'责任',仅仅是尽赡养义务。我体会到,如果是出于爱来回报爱,我就会是愉悦的、耐心的,他们也因我的愉悦而愉悦;而仅仅是出于责任来回报的话,我就会不耐烦,有怨气,而这种烦躁和怨气,不但会引发我们之间的矛盾,对我自己也不好。"

纪博雅说,她思想上,对这些知道得都很清楚,但是行为上,很久以来她就是做不到,她没办法发自内心地与父母和解。

在尝试的最初,纪博雅采取的方法是试着和她母亲进行沟通,想让她母亲认识到从前养育自己的某些方式是不恰当的。她想通过沟通让母亲知道自己需要什么样的对待方式,可是,每次这样的谈话都只能开个头,而无法进行下去。

每当纪博雅说出母亲所做的让她难过的事情时,她母亲都会觉得很委屈,从而发火,甚至哭泣,她俩之间又会因为这个产生新的矛盾!

后来纪博雅无奈地放弃了这种尝试,不再希望母亲改变,只是要求自己努力接纳对方。然而，话是这么说，实际接触的时候，纪博雅仍然难以克制地会对母亲有情绪，直到前段时间，她去上精神分析的课，课上老师说了这样一些话，这些话才使她的内心产生了变化。

老师说，父母之所以要贬低、攻击孩子，首先是因为他们觉得这个孩子足够强大，否则他们不敢这样做，因为父母都是希望孩子能存活下来的，弱小的孩子受到攻击会死去；其次，则是因为父母太爱这个孩子了，所以需要用不断的否认来遮掩这份爱，就像民间会给最爱的孩子起个最贱的名字那样。

纪博雅说，当她听到老师这样解释父母与孩子间的冲突时，她的心顿时就暖起来了，她感受到了一种强大的情感洪流。老师的这一句话，就把她一直以来存在的"理智上明知父母爱她，情感上却没有感受"的矛盾协调起来了。

纪博雅认为："对，就是这样的"。

纪博雅在理智上知道，母亲对她的爱，应该是超过对她两个姐姐的爱的。因为她一直生活在母亲身边，是母亲一手带大的，但两个姐姐不是，她们幼年的时候和母亲一直住在奶奶家，是一大家子人一起养起来的。纪博雅的母亲对纪博雅倾注的精力最多，当然最爱她。

她说："按照这样的解释，从前我妈妈对我不断地说她多么不想要我的时候，其实是一种她不敢面对的、她多么爱我的反面表达。她怕自己一旦承认了，会承受不起。如果是这样的话，我的心就安定了。"

"因为我早就认识到，在我妈妈的内心里，她其实是个张皇失措的小女孩，所以她在我小的时候不能保护我，总是把我推出去挡枪，她是觉得，我比她强大吧，我早就选择了原谅那个张皇失措的小女孩，但心里总是还有缺憾。因为，我也想得到别人的爱和保护啊！精神分析在这一刻，把我心里这个缺憾补上了。"

在纪博雅对自己成长往事的叙述中，我发现了一些问题。

首先，我发现纪博雅心里仍然有很多过往情绪的堆积，她有宣泄这些情绪的需要，但她又不能放心地宣泄这些情绪，好像她认为，如果她放心宣泄的话，就会遭到他人嘲笑、指责或厌弃似的。她的行为和她的言语不一致。

比如那个文理分科和志愿填报的事件，纪博雅分明是想详细叙述的，但一开始她说的却是，"我希望这是我对人讲的最后一遍，以后再也不需要讲了，再讲，我自己都要吐了"。在我看来，这好像是一个小孩子想吃蛋糕，但却认为这个行为不好，所以眼睛盯着蛋糕，嘴里对旁边的人说："我不想吃，我一点儿也不想吃。"但真吃起来的时候，这个孩子比谁都吃得猛，只是在吃的过程中，她并不能安心享受这个过程，她仍然是一边猛吃，一边声明她并不想吃。

看起来，纪博雅在成长的过程中，有关情绪表达这部分，受到过不少挫折。其次，我发现，纪博雅好像不太能面对冲突。

比如，还是那个文理分科和志愿填报的事件，她的意见与她父母的意见不同，如果要坚持自己的意见，那是要发生冲突的，但纪博雅为了避免冲突，舍弃了自己的愿望。纪博雅认为，她是被迫的，但在我看来，"遵照自己的心意，填报志愿"和"听父母的话，让他们高兴"，这两个，都是纪博雅的愿望，她只是在这两个愿望里优先考虑第二个，为了第二个，放弃了第一个。

这种避免冲突的做法，在纪博雅生活的其他时刻，也是有体现的。比如，她两次婚姻的选择，她都不情愿，但她不愿意引起剧烈冲突，或者说，她没有能力解决可能的冲突，因此，她选择了不情不愿地结婚。

照这样看起来，纪博雅实际上是个非常重视关系的人，她容忍不了一丁点儿可能破坏关系的东西。这，可能才是我们需要工作的方向，因为纪博雅现在的表现就是，即使明知这是份坏关系，她也丢不开。

不过，我的问题还是在于，我不知道怎样才能恰当地把我想到的这些说出来与博雅一起探讨，而什么时候又是合适的时机呢？

最后我决定还是慢慢来，先谈谈纪博雅不允许自己情感流露的问题吧。

我问纪博雅："博雅，你发现没有，你好像不允许自己诉苦？比如刚才你给我讲的文理分科和高考填报这事，在我看起来，真的是非常遗憾。毕竟，你从小的理想就是到北京上学，然后留在北京，而如果填报志愿的时候，按照你的想法进行的话，你可能大学就能来北京了。"

"然后，你可能毕业时就会留校，因为你学习一直很努力，还积极参加各种学生工作。这样出色的学生，放在哪儿都是会被欣赏的。而如果你留校的话，你的婚姻可能也会改变。"

"所以，如果是我的话，我真的会认为，这件事实在太遗憾了，我可能会见人就说，会对父母抱怨，会对姐妹倾诉，会到朋友和同学处寻求安慰！我想，只有我把这些苦恼都倾诉出来，我才能接受现实，考虑下一步如何做吧。"

"可是，你好像刚才对我说，你的苦无处诉说？你只能自己承受？这是为什么？"

我的问题让纪博雅陷入了思考。

过了一会儿，她说："我不知道，我的这种行为模式是不是还是和童年的经历有关。"

"我记得小时候，大概还是我幼儿园时期吧，有一次，我不小心弄伤了手，很疼，我就去找妈妈说，我妈看见没流血，就没理会。我对她说了三四遍，她都像没听见一样。于是我就放弃向她求援。但是我的手真的是疼得受不了，我就又去找我爸，希望大人们能帮我想个办法治疗一下。可我爸爸一开始也不理会我，在我锲而不舍地说了两遍后，他才终于回应了我。"

"他问我怎么回事，我很激动，立刻开始绘声绘色地给他讲述刚才是怎么一回事，我是怎么把手弄伤的，结果没等我说完，爸爸才听到是我自己把手弄伤的，就冷冰冰地说了一声'活该'，然后转身走掉了。"

纪博雅说到这里，忽然说："朱医生，我忽然想到，如果我没有感情的话，那不是我天生的，是我在成长环境中学会的。我记得小 Y 告诉我，他妈妈可能得了肺癌，他很害怕，一直在哭之后，我心里对他很是鄙夷。"

"我认为男子汉大丈夫，出了什么事，直接面对和处理就是了，哭个什么劲儿呀？哭能起什么作用？我看不起他。"

"不过我那时候已经开始学习心理咨询了，我就想，我的这个态度可能是不对的，至少没做到和别人共情，那么是我的问题吗？我就给我妈打电话，说了说这件事，问她，我这么冷静或者说冷漠，是不是有点儿问题啊？如果这件事发生在我们家，她会怎么想？"

"我妈很平静地说，该怎么办就怎么办，哭有什么用？不用哭。我当时觉得我妈妈说得很对，心里也不忐忑了。"

"现在想到小时候手划破的这件事，我很难过。我忘了小时候，我是不是感到难过了。我想，可能正是因为我父母一直以来这样的态度，让我也慢慢学会了遇到事情不需要有什么感情变化，也无所谓诉苦，只要处理就可以的行为模式吧。"

"你是说，如果你流露情感，寻求安慰，是得不到回应甚至会得到嘲笑的，所以，凡事还是不要流露情感为好？"我问纪博雅。

她点头。

我说："如果是这样的话，我建议，你现在可以开始在生活中，在和其他人交往的时候，试着流露情绪，然后看看实际的效果，再细细体会一下自己的感受。"

纪博雅点头。

我又说："刚才你说，精神分析的解释，帮助你和父母取得了心灵上的和解，融化了曾经的矛盾，现在你也想试着用相关的理论，分析一下你和蒋霍然的关系，不如我们下一周就来做这方面的尝试吧。"

纪博雅说好，她说："我真的需要一个理由！不管蒋霍然对我做了什么，我只想要一个理由，哪怕这个理由在别人看起来是假的。但只要能让我信服，就可以了！"

"我想让自己明白，为什么我明知道对方有这样的问题，却还是舍不得对方。"

"我为什么明明放着好路却不去走！"

第十六章

尝试精神分析——
我们为什么要选择和对我们不好的人在一起

2012年8月6日，纪博雅来到我的办公室，对我说道："朱医生，我觉得我和蒋霍然好像陷入了一个怪圈，那就是，我们都喜欢对我们不好的人，而对我们好的人，我们都毫不在乎，虽然在我们需要的时候，我们会去人家身边找温暖。"

"先说说蒋霍然吧，他在和我的交谈中，几次提到他现在两个女友对他的态度，她俩对他都不是很温柔，都是那种比较刁蛮、随便发脾气的态度，可是，我听起来，觉得蒋霍然似乎很受用，他很喜欢别人这样对待他。"

"我就问他，这些女孩子似乎都觉得自己是理所当然该被人爱、该被人捧着的，而他也认为她们就该这样，对不对？"

"蒋霍然说：'不是的，不该这样。''可是你一直在允许和接受啊，你一直用你的行为在纵容她们。'我对他指出来，他没再说话。"

纪博雅微微皱起眉头说："蒋霍然对待我，是这样；我对那个MBA，也是这样。"

"我清清楚楚记得，当我对那个 MBA 说起蒋霍然的时候，他愤愤不平道：'无论从时间、精力、金钱上，还是从心意上，我都比他付出得多，对你的态度认真得多。'他的意思是我对他不公平。"

"我承认，他说的是事实，可是我就是无可救药地喜欢蒋霍然。这不就像我对蒋霍然付出一切，但蒋霍然就是喜欢那两个女孩子一样吗？"

"我一直在问我自己，我为什么要这样，放着好好的路不走，非要给自己寻找折磨不可？而蒋霍然又是为什么呢？"

"这段日子在精神分析的学习中，老师这样说道：'如果一个人让你有什么感觉的话，那是因为他想让你知道，曾经他就是有这种感觉的。'"

我点点头，纪博雅说的这段话，讲的是精神分析师对来访者的治疗中使治疗起作用的关键一步——"移情"的作用。

移情说的是，在心理治疗中，来访者会不由自主地将咨询师当作自己过去生活中的某个人，然后对他产生像对过去生活中那个人一样的反应。那样，咨询师便可以利用这种移情了解来访者，并且对他做工作，使来访者认识到，过去的经历和目前的情况其实是不同的，从而打破给来访者造成困扰的、旧有的、根深蒂固的思维模式或行为模式，使来访者得以痊愈。

在移情的过程中，咨询师会有情绪或者是感情方面的感受。比如，有的来访者会让咨询师感觉被挑剔或受到侮辱；而有的来访者却根本不会引起咨询师的注意，咨询师在和他们谈话时会不由自主走神或想睡觉。

这些感受，不管是什么样的，在排除了咨询师本身的问题之外，可以说，全部是由这个来访者带给他们的。也就是说，是来访者不由自主地将他的行为模式、与人相处的模式，照搬到了咨询室里来，用他们的言行举止使咨询师产生了这些感受。

咨询师产生这些感受的意义就在于，通过这些感受，咨询师可以意识到，他面前的这位来访者，在成长的过程中受到的待遇是什么样的。比如，那些让咨询师感到被挑剔或受侮辱的人，他们可能就是一直在被挑剔和被侮辱中长大的，所以，他学会的，用来对待他人的方式也只能是这样。而那些不会引起咨询师注意的来访者，可能在他的成长中，也有什么东西逼得他不得不学会把自己藏起来。不引起他人的注意，正是适应他生活的重要方式。

纪博雅看到我点头，知道我明白她的意思，就没有停留，继续往下说道："于是我在想，难道蒋霍然这样对待我，是因为他一直受到这样的对待？他曾经总是像他对我这样，被人允诺，然后对他人充满期望，却又一次次被人辜负，不断体会着痛苦和失望？所以他也用这样的方式来对待我，让我痛苦、失望，感受到他是如何长大的？"

"要不然，他为什么总这样，又对我不好，又老来找我？而且，非要安心在那些不愉快的关系中？"

"我不了解蒋霍然详细的成长史，我只能从我和他接触的现有材料中搜寻他和女性相处的模式，来推测他的成长。"

"蒋霍然在目前这位劈腿的女友之前，还有过一位女友，他说过，那位女友年轻美丽、善良温柔，而且，当和那位前女友在一起的时候，他从没有在网上和人四处勾搭乱来过。但是，认识了现在这位女友后，他就和那位前女友分手了。当时那位前女友哭得很厉害，挽留他，他却毫无动摇。"

"前女友美丽善良温柔，他坚决不要和对方在一起，而现在的女友又是指着他的鼻子骂：'就是你没出息，如果你每个月能挣五六万，我就不必出去上班了'！又是和别人公然上床，坚持不和他复合，他却想和她在一起，这是不是有病?"

"'她都这样对你了，为什么你还要和她在一起?'这个疑问，我也问过蒋霍然，当时他对我的回答是，他一想起他的现女友，就斗志满满!"

"蒋霍然这样做，让我感觉到，他是在自己寻找折磨，是在主动受虐。难怪原先他对我说过一句话，他说，他可能是个精神上的 M。"

"可是，人为什么要自己找折磨受呢?"

"上次咱们不是说到了'酒鬼的女儿'这个概念了吗? 说的是，我可能是个'酒鬼的女儿'，嫁给谁，就把谁变成'酒鬼'。而蒋霍然，我想，他会不会是那个'长大后也要嫁给酒鬼的酒鬼的女儿'。"

"酒鬼爸爸对于女儿而言，是一个她期望能得到爱却往往失望的对象。这个爸爸不喝酒的时候可能是慈爱的，但喝了酒后就会变样子，变得冷漠或暴躁。孩子会想: 如果能让爸爸改掉喝酒的毛病就好了，那他就是完全能满足我对爱的需要的那个人了。但是，酒鬼是可以改造的吗?"

"或许可以吧，但这要通过药物或者心理治疗，更重要的是要通过这个酒鬼自己不想当酒鬼的决心。可是小孩子不会这样想问题，她可能只会把问题归结为酒鬼之所以改不好，那是因为她还小，所以做不到。于是在她长大后，她要找个酒鬼。"

"她要通过把这个像当年她父亲带给她类似痛苦的男人，从一个酒鬼改变成如她期望的能给她温暖和爱的男人，来改写曾经的故事，来弥补当年她未得到父亲关爱所留下的遗憾。或许，她还想改写的，是她所具有的'因为我不够好，所以父亲才会那样'的内在观念。现在如果丈夫被改变过来，那就能证明她足够好了。"

"这些想改造自己'酒鬼丈夫'的女子，哪一个在她的改造工程中不是斗志满满的呢? 但在现实生活中，这些改造工程，有几个是成功的呢?"

"我在想，蒋霍然明知是折磨，还乐在其中，就和酒鬼的女儿一样，这是不是因为他和他母亲的关系有问题呢？"

"我旁听过几次蒋霍然和他母亲的通话，蒋霍然都是一副很不耐烦的态度。他还曾经和我讲过一件他和母亲的往事，那件事说不上谁对谁错，但最后的结果却是，蒋霍然威胁他妈妈，他要跳楼，这才达成了他要去做某件事的意愿。"

"这种交往方式，反映的是理想状态的母子关系吗？是一种内心亲密无间、完全肯定接纳支持的状态吗？"

"所以，我想，蒋霍然之所以离不开'虐待'他的女友，很可能就是源于童年没能从母亲那里得到足够的爱，所以，他总会被与自己母亲缺点相似的人所吸引，他致力于和这样的人交往，就在于他想改写过去的故事。"

"他女友对他越不好，他就越想征服她。而实际上，与其说是他想征服女友，不如说是他想实现童年梦想，将没能给他期望中的温暖慈爱的母亲，转变为能给他爱的母亲。或者，只有这件事完成了，他内心深处那个'我是不好的'的观念才能改变，他才能得到救赎。"

纪博雅说到这里，望向我："朱医生，我没有告诉过你吧？我和蒋霍然刚认识的时候，我正在学习房树人绘画技术。出于练习和好奇的目的，我让蒋霍然画过一幅房树人的画。那幅图我当时看了就有些吃惊，这幅画反映出的内在和蒋霍然的外在差距太大了。"

"他在一张 A4 纸上，画了一个在重重山岭中不到一个小拇指指甲盖那么大的小房子。那房子结构扭曲，二楼一半的墙像要塌掉了那样，屋顶倾斜，看起来就不像能住人的地方。房子外面有一个更加渺小、丑陋的小人，只有区区几笔勾勒出大致人形。"

"看起来，在蒋霍然心中，他的个人价值感，他对家庭的印象，都不怎么样啊。不过这些房树人测验反映出的问题，我没对蒋霍然说，从前没说，现在也没说。我并不想改造他，我想要的，是他自己慢慢成长、变化。"

我问纪博雅："刚才你说的这些，都是你对蒋霍然的分析。你分析前说，你之所以要分析他，是因为你在想，是不是他在不自觉中将自己过去的感受让你有所体会，从而让你了解到他曾受的苦难，现在，对于这个问题，你有答案了吗？"

纪博雅想了想，回答道："嗯，我认为，正是因为他童年时代和母亲的关系问题，导致了他现在的行为模式。他和我父母一样，不是故意对我坏的。可能在他心里，确实是把我放在了一个比较亲近的位置上，所以，他用惯常对待亲人的那种方式对待我，因此，我决定原谅他，不和他生气了。虽然，他未必需要我的原谅。"

"那么，你自己呢？你刚才一直在分析蒋霍然。对于你自己的'放着对自己好的人不相处，非要和对自己不好的人相处不可'的问题，你怎么解释？"我问纪博雅。

我想她也知道，心理咨询解决问题，永远不是到别人身上去找原因。

纪博雅望着空中的某处出神，她说："我也想了解我自己。这一周，我都在想这些问题。"

"精神分析上说，我们每个人的问题，都出自于童年未被恰当地对待，进入咨询关系后，我们可以重新呈现自己在过去的关系，然后意识到，那些关系是怎样影响我们的，从而消除过去对我们的限制。"

"我对我的童年有很多不愉快的回忆，我知道我曾经被不恰当地对待过。比如，每当我为自己的成绩稍有自得，信心满满地等待被鼓励和被表扬的时候，我的父母却会对我说'谦虚使人进步，骄傲使人落后'。而当我坚持个人意见，稍有个性张扬的时候，我妈妈又会恶狠狠地对我说'你要放在过去就是个挨枪子儿的货'。正是许许多多这样的对待，让我慢慢地变成一个真的以为自己什么都不如别人、人人都比我强、我说什么都不对的人。"

"我每天都过得犹豫不决，需要别人认可，而在我和蒋霍然的相处中，他不断在认可我。"

"我和他在一起的时候，无论我对他说什么，即使在说那些我自己心里也觉得可能只是个妄想的话的时候，比如说，我一定能飞到月亮上去，他回应的态度也总是：'嗯，我相信，你一定可以的。'"

"而且他自己对待工作，也是个有能力的人，他在工作上的态度十分激励我。"

"和他在一起，我十分安心，我把他当母亲那样依恋，当父亲那样仰慕。"

"不知道我有没有对你说过，我在和蒋霍然认识不到半年的时候，去上了第二阶段的催眠课。课上，老师又引导大家催眠，我脑海中的意象是，在一个一望无际，长满柔软的、长长的青草的山坡上，有一株大树，大树下面，是一个青年男子和一个摇篮。我是一个小婴儿，裹着襁褓，躺在摇篮中。那个青年男子，就是蒋霍然，他俯下身来，向着襁褓中的我微笑。

"然后下一个画面是，我长大了一些，蹒跚学步，蒋霍然温柔地牵着我的手，向山坡上走去。我边走边长大，慢慢从婴儿变成儿童，又变成十二三岁的女孩儿，然后又变成一个十七八岁的少女，变成一个二十多岁和他并肩的姑娘。最后，我可能比他还要大一些。然后，我走在他前面，停下来，回身望着他，对他温柔地笑着，等待着他。当我从催眠意境中出来的时候，画面就停在这里。"

纪博雅说到这里，轻轻摇了摇头："所以我不想失去他，即使他那样让我痛苦！也就是说，虽然他看起来对我很坏，但是他满足了我最需要被满足的地方。而那个 MBA，虽然又是给我时间，又是给我礼物，但他和我相处的时候，老是一副老气横秋、教训我的样子，太让人讨厌了。"

"我都对他说过这样一句话，虽然我知道你说的无比正确，但是，我怎么就是想打你呢？"纪博雅无奈地笑了笑，又继续说道："我还想到了，可能我对蒋霍然的感情，也确实和我与父亲的关系有关。"

"我父亲是个非常聪明的人，他上的中学是我们省最好的中学。中学时代，他的数学成绩全校第一，数学老师有时候都让他替自己代课，而他唯一的志愿就是北京大学数学系，后来因为一些原因，阴差阳错，他不但没上成北京大学，甚至终生都没有再成为全日制大学的学生。这是我父亲毕生的遗憾，所以后来在我高考的时候，他和我妈才会那样不同意我报理想中的志愿，怕我重蹈他们的覆辙。"

"此外，我父亲出身于干部家庭，我祖父母都是离休干部。可是我妈妈，只是农民的女儿，小学都没上完。从小，我妈就觉得全家人都看不起她，经常抱怨，这让我为她义愤填膺。但另一方面，家里人可能也是真的看不起我妈妈。因为，别说别人了，即使是我们姐妹几个，我妈妈亲生的孩子，有时候也会嫌弃我妈。"

"我妈妈，从某种意义上来说，很粗俗。"

"她不注意个人装饰，也不文雅秀丽。她每天就是干活儿，洗衣、做饭、喂鸡、拉煤，家里的轻活、重活都是她干。她和人说起话来，又直又冲，毫不斯文。她还不怎么讲卫生，她的毛巾黑乎乎、油腻腻的，她的牙刷也刷毛乱翻，似乎也不是每天都用。而我爸爸，则每天都收拾得干干净净、文质彬彬。"

"在我们心底里，我妈是配不上我爸的。我就问过我爸，为什么要和我妈在一起？我认为，这就是一个不怎么样的女人占据了一个挺不错的男人。"

"那时候我爸是这样回答我的，如果他娶的不是我母亲，这世界上就不会有我。我当时愣了一下，但还是想，我宁肯没来到这世界上，也不愿意过正在过的那种生活。不过，也许是因为有了和父亲这样的对话，所以，我对当'解放者'虽然兴致勃勃，却不至于顽固不化、执迷不悟。"

"我说的'解放者'，是指当我成年后，一遇到一个还不错的男孩子竟然和一个配不上他的女孩子在一起的时候，就会有强烈地、奋不顾身地去'拯救'他，把他从这种情况下解救出来的冲动。"

纪博雅说到这里，意味深长地看向我："朱医生，精神分析上是怎么定义我这种心理的？"

我知道纪博雅是明知故问，但还是回答她："精神分析上把这叫作俄狄浦斯情结，就是人们通常所说的'恋父或恋母情结'。"

"对。"纪博雅点头，"我父亲还有另外一个性格特点，那就是，他温和得近乎懦弱。"

"他没有主见，凡事都听我妈的，对我妈的服从性甚至让我鄙夷、看不起。比如有一次，我不到10岁，忽然异想天开，学别人离家出走了，却又无处可去，就在家附近徘徊，被我妈当天晚上就逮了回去，一进家门，我妈就让他打我，他二话不说，就立刻打了我。"

"朱医生，你现在能不能给我说一说，为什么我会这样喜欢这个蒋霍然？"纪博雅讲到这里，忽然问我，眼神中满是揶揄。

因为已经熟悉了纪博雅，所以我现在不用思索也知道，她眼中的揶揄不是对我，而是对她自己的。早先在她和我讨论为什么会对蒋霍然有这样深的感情的时候，她亲口说过，她已经考虑过有关"恋父情结"的事，她觉得与此无关。可是现在，在学习精神分析后，她又意识到，她对蒋霍然的感情，可能还真的是与"恋父情结"有点关系，所以，她不能不揶揄自己。

我没有为难纪博雅，而是直接帮她总结："因为他符合了你父亲在你心中留下的印象，他聪明好学、温和，又屈服于女友的淫威。"

纪博雅轻轻为我鼓掌："正解！当我想到这些时，我就又想了想林世伟，发现原先我爱他的时候，他也有这三个特点。只不过后来他暴露出来，他既不聪明又不好学，因此让我十分失望，我就没那么喜欢他了。"

"我原先也一直有疑问，我想，为什么我就是喜欢聪明好学的男孩呢？如果是说，我觉得聪明好学能带来钱，那我不如直接去找有钱的老板就行了。可是为什么我总是被技术精英、业务骨干这样的形象所吸引，而不是被董事长、老板这样的形象所吸引？"

"又为什么我总是喜欢斯文害羞的男孩子，而不是喜欢阳刚健壮的男孩子？看来，问题的根源就是：我喜欢的还是和我父亲一样的人。那是我最熟悉、最亲近的男人的形象。"

"朱医生，如果从这样的角度看待我和蒋霍然的事，那么我就能接受了。"纪博雅说："就在我明白了我可能是因为把对父亲的依恋移情到蒋霍然身上后，我想到这辈子不能和他在一起后那种万念俱灰的痛苦感觉轻多了。我虽然还是感到很难过，但是不至于难过到以前那种除了躺着什么都不想干的地步了。"

听纪博雅讲到这里后，我轻声替她总结："精神分析对我们的帮助就在于，它可以让我们认识到我们现在这个样子的原因，然后我们就可以改变现在。"

纪博雅点头："是的"。

第十七章

全或无的心态——为什么我总是在将就

2012年8月13日，纪博雅一见到我就说："朱医生，我感觉我慢慢要走出来了。"

"上次咱俩谈过之后，我有天晚上做了一个梦。我梦见我和林世伟去什么地方办事，他去拿资料，我坐在那里等。这时候，蒋霍然也到那儿去办事了，似乎是和他女友，他穿着白底蓝色条纹的衬衫，就像他平常现实生活里的样子。我梦到蒋霍然不是第一次了，但这是我第一次在梦里面看到他像现实生活中的样子。"

"蒋霍然看见了我，我也看见了他，然后我们擦肩而过，谁也没有理会谁，就像彼此从来不认识那样——虽然我俩都明知对方是谁。"

"在梦里，我的心情平静无波，再也不像从前那样会紧张羞涩、张皇失措，也丝毫没有怅惘遗憾的感觉。有一种就是该这样的感觉。"

"朱医生，我认识蒋霍然已经两年了。我俩第一次见面差不多就是在2010年8月初的时候，看来我花了整整两年的时间，终于能够走出这场迷局了。"

"你觉得你们是去什么地方办事？"我好奇地问纪博雅。

纪博雅看着我，好半天才开口："当时梦里不清楚，但现在我感觉或许是民政局。"

"哦？"我向她投去询问的眼神。

纪博雅的眼神里带着思索："很可能是，我和林世伟去办离婚登记，而他是和女友办结婚登记吧。"

"这在现实生活中有可能发生吗？"我问纪博雅。

"不可能。"纪博雅回答得很干脆，"虽然我和蒋霍然的女友都是北京户口，可是，我的户口所在地是在海淀区，而按照蒋霍然女友家现在的地理位置来看，她应该是昌平区，所以，即使我们真的同一天去做这两件事，也根本不存在相遇的可能。"

"看来你来之前已经想过这个问题了？"我调侃纪博雅。

纪博雅耸耸肩："是啊，我想过了。你不知道，我在现实生活里是多么怕出其不意地遇到蒋霍然，那样真的会让我无比尴尬。因为我不太满意我现实生活中的样子。我总是祈祷，如果真的不小心和他碰面的话，希望老天能保佑我举止如常。"

"你觉得你这个梦反映出了什么？"我问纪博雅。

纪博雅摇头："我不知道。或许，它反映出的是我对目前态势的感受？就是说，我会和林世伟和平离婚？而同时，我坚信，蒋霍然会选择和他女友结婚？"

"你不是告诉我 6 月份的时候，他俩分手了吗？蒋霍然已经搬了家。"我提醒纪博雅。

"那是 6 月份。"纪博雅讪然一笑，"这个世界变化多端。我亲眼看到过一个第三者第一天还在痛哭流涕，说那个男人对她如何绝情，他们俩再也不要联系了，但第二天那个男人就找到她，告诉她自己已经离婚了，两个人赶去领了结婚证。"

"那蒋霍然现在怎样了?" 我问。

"我不知道。这段日子我们没联系过,虽然我知道他还会回来联系我,只是不知道会是什么时候。有一件事我没对您说,就是 7 月份的时候,我俩还联系过一次,我想他了,就告诉了他。他一开始答应和我见面,后来没来,也没解释。我就打电话过去骂他,没再像从前一样对他忍。"

"他接起电话还对我嘻嘻哈哈的,我没理会他,直接对他说,我都把他删除了,都换电话号码了,他还一直联系我,疯了一样找我,还好意思说我纠缠他!要不要点儿脸啊?!"

"可他就像没听到我骂他的话一样,剑走偏锋地对我说:'纪博雅,我现在可以选择的机会很多,我无论如何都是不会选择你的。反正你也没吃亏。'嗯,这儿我得告诉你一声,大概从今年 3 月份开始,蒋霍然的月收入就开始上 10 万了,你知道,那段时间股票行情好。"

"他这句'反正你也没吃亏'让我气上加气,于是我什么都不想再说了,只对他说了一句:'那好,以后就老死不相往来好吧。'我真心只想和他老死不相往来!除了这个,我什么都不想要!"

"我本来只想和他'演一段电影',留一段美好回忆供我临死时回忆。可他这么隔一个月就出来折腾一回,已经把他留在我心里的美好印象折腾得差不多了。要再这么折腾下去的话,我真担心以后想起他来只剩下恶心了!"

"结果他又含含糊糊不肯应承,后来被我逼得应承了,我问他,如果他再联系我该怎么办?他居然说:'那你就打我,骂我。'"纪博雅无奈地说:"你听听,这不就是小孩子耍赖吗?当时我就知道,他这是准备说了不算数的。但我实在懒得和他掰扯,也就没再理他了。"

"不过,朱医生,我还是很感激蒋霍然这个家伙的。原先我是个特别决绝的人，说了和人再不联系，就是再不联系。可现在，通过蒋霍然对我的反复删除又反复添加、拉黑又恢复，我的忍耐性大大提高了，已经能够平静地接受拒绝了，还意识到被拒绝并不意味着世界末日。"

"我了解到，一段关系可以建立，可以解除，也可以解除了之后再建立，全看我们自己如何对待了。"

"还有，通过蒋霍然来了又走、走了又来的行为，我也意识到了，不管我在他心里是什么位置，他都舍不得完全失去我。或许，他舍不得失去任何人。但是，这至少告诉我，我不是格外比别人差的那个人。"

"你当然不比别人差，事实上，你比很多人都要好。"我很明确地告诉纪博雅。

"啊？是吗？"纪博雅诧异地看着我，她说："你知道吗？在我心底，我曾经以为自己一无是处。前几年，我十几岁的小表妹有一次和我做游戏，问我最讨厌的人是谁，我毫不犹豫地回答她，是我自己！"

"我原先对自己的否定特别厉害。就在学心理咨询之前，我很长时间都认为自己白读了这么久的书，连马路上卖煎饼油条的小贩都不如，至少他们能养家糊口，可我学的那些'屠龙之术'，连养活自己的饭碗都找不到。"

"直到我开始学习心理咨询后，有一次把这个想法说给一个师妹听，她对我说：'不是啊，我觉得你很执着。你这么多年来，虽然经过很多波折，但初心不改，一直在坚持你想追求的目标。'听她这样说了后，我才自我感觉好了一些，心想，对啊，就是啊，我就是在坚持啊。"

我几乎是痛心疾首地看着纪博雅："纪博雅师姐，你可是 XX 大学的博士！咱们这所大学不但是中国著名高校，就算是放到全世界，也是数得出名次的。"

"可是那又有什么呢?"纪博雅不以为然,"咱们学校的博士多得很,我大概是那里面最没本事、最给学校丢脸的一个。"

我发现如果我继续这样努力说服她的话,纪博雅肯定还是不会为之所动的,于是我思忖一下,想到了另一个办法,我对纪博雅说:"嗯,是这样的,你对自己是个博士却不以此为然的态度,就像蒋霍然已经月薪 10 多万,仍然觉得自己毫无价值一样。"

纪博雅一下子愣住了,她想了想,说:"是的。虽然他嘴上不断地说自己很出色,但在心底深处,他认为自己是没什么价值的,要不然,他怎么那么能'忍辱负重'啊。你这样打比方,我一下子就明白了。"

纪博雅点点头,接着说道:"好吧,现在我相信了,我确实很好,要不然蒋霍然何必这么恋恋不舍?我们单位同事又为什么对我这么接纳?以后我要学会用社会的普遍眼光看待自己,而不是用我自己心里的眼光看待自己。"

"那就对了,"我轻轻鼓掌,"你要尊重客观事实,不能只停留在你的主观感受里,要把这两样协调一致起来。"

"好的。"纪博雅若有所思地点点头。继而又对我说道:"那次咱们不是谈到了一个问题吗?就是我为什么总要容忍男人对我的坏,为什么在已经知道他们撒谎后,却还要相信他们,对他们有所期望?是在一直姑息和将就他们吗?"

"我回去后,回忆和对比了我的几次感情经历,发现还真的是这样,从开始到现在,在感情问题上,我一直在将就。"

"就说我前夫吧,从我俩第一次见面起,我就清清楚楚知道,他不是我心里想要的人。"

"他曾经对我表白:'每个人心里都对将来的伴侣有个大致的轮廓,我一见到你，就感到你就是我想要的那个人。你呢？对我是不是也有同样的感觉？'我当时就回答他：'不，你不符合我心里想要的那个人的样子。'然后他问我心里那个人是什么样的，我没对他说。因为在我看来，他和我心里想要的那个人的样子差太远了，即使说出来，他穷尽这一辈子的努力也达不到，因此，也就没必要说出来。"

"还有我现在的丈夫，林世伟。他就不用说了吧，对他说得也够多了。结婚前，去林世伟家见他父母，我发现他们一大家子凑在一起的娱乐方式就是喝酒、打牌、吹牛、聊天的时候，我觉得，这个婚姻可能是不合适的。因为我们家兄弟姐妹凑在一起的时候，喜欢做的是朗诵诗词或文章、做做智力题、唱唱歌这样的活动。"

"现在这个蒋霍然也是一样。我虽然很喜欢他，但是我清清楚楚看到，他还不是我想要的人。别的不说，有一点是我无论如何都不会认可的，那就是他对感情的不忠诚。"

"既然如此，那到底是为什么呢？"纪博雅看向我，"明知对方不是自己心里的那个人，明明把不合适的地方都看得那么清楚，却偏偏还是要和对方在一起，这是为什么？"

"除了想重新改写童年经历外，还有没有其他原因？"

"我们那次讨论过有关'我是不是女人'的话题后，我忽然有些领悟，我发现，我总是在将就，很可能是因为我从一开始就认为，我是注定得不到我想要的那个男人的！"

"你看上次我说到的那个理想男性的样子，他要胸怀天下，同时又怜惜妇孺，要有气节、有风骨，还得有相貌、有身材，简直是集中了文学作品和现实生活中男性的所有优点。可是，这世上有哪个真实的男人能做到这些呢？"

"即使真的有这样的男人，我又该是个什么样的人呢？是倾城倾国了还是才华盖世了？这样的男人凭什么就能被我得到？既然注定得不到我想要的，那么，和谁在一起又有什么区别吗？"

纪博雅惆怅一笑："仔细一想，我发现，这种类似'要么就要最好，要么就什么都不要'的非黑即白的行事方法，是我的性格特征，不仅存在于我的婚恋问题里，而且在我的工作中也是这样的。"

"比如我们上硕士的时候，有个科研项目，立项的时候我就有不同意见，但我人微言轻，说的话几乎等于空气，所以意见并没有被采纳，于是后来那个项目立项成功，由我和几个同学一起来完成其中某部分时，我的态度就是消极抵抗的，别说认真操作实验了，就连配个缓冲液，我都不好好配。"

"我的同学很不理解，说：'你平时那样认真负责的一个人，甚至有时候较真得我们都受不了，怎么现在是这种工作态度？'"

"我回答她：'就是因为认真啊，所以这种一开始就是错的东西，还去做它干什么？再怎么做也是无用功。'"

"就是因为我想爱的、值得我爱的、也会爱我的那个男人不在这世界上，我根本不认为我会遇到他，所以，我就觉得和谁在一起都是一样的，我只要保证最短时间内'利益'最大化就可以了。"

"这个利益，可能是一种为了家庭这个经济共同体的努力，可能是互相陪伴，然而，并不是互相的欣赏与尊重，不是真正的体贴和爱护，只是面子上过得去即可。"

"那么，当心不在一起的时候，生活在一起又怎么能愉快呢？大家想去的方向又怎么能一致呢？"

纪博雅笑起来，带着些自我解嘲的意味："即使我可以忍，对方也不能忍。"

"我自认为在持续地付出，在任劳任怨，可对方却感受不到我对他们的情意。"

"他们或许说不出来，但他们的感受没有错。即使我在行为上无可挑剔，但我的心里是满腹委屈和对他们的轻蔑与失望。"

"结果，我们的关系就走向了破裂，就像心理学上说的那句话'我们以为是对方抛弃了我们，但实际上，是我们先离开了对方。'"

"那我是不是就永远得不到爱情了?"纪博雅自问自答，"我本来很灰心。但是，经过咱们这段时间的咨询，我现在的信心慢慢回来了。"

"首先我对男人的认识调整了，我不再期望那种理想中的男人，而是接受了男人也是凡人的事实。既然男人是凡人，那么，他们当然会犯错误、会有缺点，因此，我对他们就没有那么高的要求，可以平等地看待和对待他们了。"

"其次，我对自己的看法也变了。我不再觉得自己一无是处了，而是发现了自己很多值得爱的地方，比如，我善良、坚强、真诚、正直、愿意学习。我开始相信，我确确实实是值得爱的，而不是必须任劳任怨地去换取爱。"

"最后，我发现，并不是所有的事都只要一开始错了，就再也没有必要往下做了。"

"比如我们编织一个中国结，规定是不允许返工，错了也不许改正，那么在这过程中编错了该怎么办? 就完全放弃编下去吗? 或者马马虎虎，随便完成以下的工作?"

"如果是这样的话，要么最后我们得不到一个完整的中国结，要么我们得到的会是一个非常蹩脚的中国结。"

"可是如果我们接受'编错了'的这个现实，不但不灰心，而且从中吸取经验和教训，继续认认真真对待下面的工作，那么最后这个中国结成型后，虽然会有几处错误，但它整体上还是很不错的。"

"对待人生，就该是这种态度，得不到最好的，也不能放弃全部啊。我从前错，不代表我要一直错。"

"我要等待一个像我一样，有缺点但也有优点，肯学习，愿意成长的男人。他不需要完美。"

"此外，我的等待也不是静止的等待，而是积极的等待。我要先把自己打造成自己希望的那个样子，好让爱情来了的时候能够充分地按照自己希望的爱一场，不再因为我还没准备好而留下遗憾。"

"我要在日后无论何时回想起我的爱情时，都不再感到是将就、有委屈，我要它满满都是幸福。"

纪博雅说到这里，语气坚定，神态温柔，眼神闪闪发光，就像夜空中璀璨的星辰。

我为她轻轻鼓掌。

我并不认为纪博雅的问题已经全部解决了，我也知道这离"完美"很远，但是我看到了她的进步，我看到了"希望"这样的东西在她心里的萌芽。

我知道这可能只是纪博雅暂时的一个阶段，我也知道她以后可能还会出现反复。然而，我赞赏她面对和探索自己内心的努力和勇气。

第十八章
梦的含义—— 我在梦里杀了他

2012 年 8 月 20 日，纪博雅来到我的咨询室，神色怅惘。

她对我说： "朱医生，昨晚我又做了一个梦，你帮我看看是什么意思?"

我点点头。

纪博雅说道："我梦到我成为一位知名咨询师，然后一个电台聘我主持夜间节目，情感类的。节目期间，我接到一个热线电话，是个年轻姑娘打来的。她声音低低弱弱的，挺可怜地诉说她怎么和一个已婚男人搞婚外情，然后那个男人怎么把她抛弃了，她现在不知道该怎么办。"

"不知道怎么回事，我有一种这个姑娘就是蒋霍然的女友的感觉。然后我心里产生的感觉居然是觉得她很可怜。我边听边有些不安，有一种我应该把她的男朋友还给她的感觉。"

"呃，朱医生，你知道，梦里的想法和行动都是很混乱的，没什么逻辑性。因为就在我想着应该把她男朋友还给她的同时，我也知道，她男朋友和我没有任何关系。他根本就不是我的什么人，我和他也好久都没有联系了。然后我就在热线里安慰她，温柔地对她说话，直到她情绪平复。"

说到这儿，纪博雅自嘲地苦笑："嗯哼，我还真是圣母呢，放着自己的伤口还没处理好，还去帮助别人处理伤口。在梦里，接完这个热线后，我的感觉就是，这个姑娘会回去找蒋霍然，然后他俩会复合。接着我不知怎的，就特别想去看看蒋霍然。"

"我好像知道蒋霍然的住处，或是工作地址什么的，于是我就过去了。到了那个地址附近，我又徘徊了，心想：我得找个什么借口上去呢？因为人家不愿意看见我，我不想被人讨厌。"

"我犹豫了再犹豫，徘徊了再徘徊，最后还是想看看他，于是一咬牙，走上了楼。那个楼挺破旧的，不是什么高大上的豪华场所，蒋霍然他们好像是办公室和住处在一起，走廊里特别简陋。"

"我看见这些，心里有些难受，想到我喜欢的人怎么就甘于生活在这种环境里？不过我也不是太悲观，因为根据我对蒋霍然的了解，我相信他可以走出这种环境，只要他愿意。"

"我为了见蒋霍然，走到一个破败的只有一张桌子和一把椅子的办公室里，找了个借口，说要办什么事，掏出钱给对方，那个办事员收了钱就去办了。我心里知道蒋霍然就在隔壁，鼓起勇气推开了相邻的门。"

"蒋霍然果然就坐在屋子里，他正和几个男人围坐在低矮的茶几旁边打牌，身后是几张破破烂烂的长沙发，似乎晚上他们就睡在这上面。他看见了我，面无表情，就像没看见一样，表现出一种根本不要认识我的刻意的冷淡。我看到他这样，一颗心刹那间如坠冰窟。我想，我果然是自作多情了，我既羞愧难当，又心灰意冷，转身下了楼。"

"下楼后，我回了家。我的家不知怎么成了那种电影里看到的，老上海富人家的那种洋房，不过也有些破旧了，好像目前我父亲的生意不是特别景气。我父亲似乎是一个商界大亨，但当时他不在家。"

"我的继母在家里，她年轻精明，走过来对我说，她抓住蒋霍然了，准备把他杀了。问我的意见是什么，我毫不犹豫地同意了。"

纪博雅说到这里沉默了一下，她看了看我，有些迟疑："说是毫不犹豫，只是说我态度的表现上。在梦里，我心里是有一些犹豫的。但是那丝犹豫我没让它表现出来，就飞快地把它扼杀了。我之所以同意，是因为好像蒋霍然不仅仅是蒋霍然，他好像是上海滩的一个骗子、恶棍什么的，类似拆白党那种。好像他同时在勾搭我这个继母生的一个大约 20 岁的妹妹。我这个妹妹对他可能是有些迷恋了。所以我觉得，无论我多爱他，多舍不得他，他让我伤心也就罢了，但还这样搅得我全家不得安宁，杀掉他是对的。"

"继母派人去隔壁行事，我在另一个房间待着。这时候妹妹回来了，她是一个热情的、奔放的女孩子，满头长长的、卷卷的头发，丰满结实，只是看起来不那么干净。她听说蒋霍然被捉住了，还要被杀掉，也不是太激动，好像也是无所谓的样子。"

"然后在动手前，继母让我们过去再认一次，确认一下蒋霍然的身份。我俩走到隔壁房间的门口，往里看了一眼，我看到那个人不是蒋霍然。我一直绷着的心掉回到胸腔里，心情不知道是轻松还是失落。这个梦到这里就结束了。"

我倾听着纪博雅的叙述，问她："你最后为什么轻松？又为什么失落？"

纪博雅想了想："我轻松，可能还是因为我有不舍，有一种他虽然有错但罪不至死的感觉，所以，抓错了人就意味着他不会被干掉，我为此感到轻松。至于失落，大概是因为，又让这个男人逍遥法外了，不知道他还会掀起什么风浪，那风浪对于我们家来说，可能不是好事。"

"你担心他掀起的风浪吗？"我问纪博雅。

　　纪博雅想了想，回答道："不是很担心，只是怅惘。好像是这样一种感觉，他会带来很多麻烦，但那些麻烦我都处理得了，只不过我有些懒得再去处理那些麻烦而已。"

　　"你累了？不想再在这件事上花精力了？"我问纪博雅。

　　"是的。"纪博雅疲惫地靠在沙发上，"我累了，我不想再在他身上花费精力了。我对你说过的，我还有好多事要做，而他，就像一颗毒瘤，吸取我的精力，阻碍我的前进。"

　　"要是这样说的话，你这个梦的意思已经很明显了，不再需要我解释。"我回答。

　　纪博雅望着天花板出神："我没想到我会这么狠，会毫不犹豫地就要他死。要是我自己出手的话，肯定下不了手；要是别人出手的话，我虽然有些舍不得，但还是能接受的。虽然我知道我喜欢他，而且，即使他死了，以后我还是会想起他，不断地想起他。"

　　"你的意思是，虽然你做不了决定，但别人做决定你也可以接受？"我问纪博雅。

　　纪博雅点头："是的。你也知道，人有时候对自己就是下不了狠心，需要别人帮着做决定。决定之后，也就是那样了。"

　　"就像你的两次婚姻，你都不是那样情愿和对方结婚，但他们坚持要结，你就还是和他们结了一样？"我试探着向纪博雅"捅了一刀"。

　　纪博雅的两次婚姻是她的痛处，让她感觉非常痛苦的经历，如果换成了是和别的来访者会谈，我可能不会这样直接问对方，因为我怕他们承受不起，对咨询关系造成破坏。但是对纪博雅，我感觉我们的关系应该足够牢固了，而且纪博雅是个对自己非常"狠"的人，这样的强度，估计她受得了，也是她需要的。

这一刀捅得果然很有效果，纪博雅立刻从沙发上坐起身子，坐直了看向我。有一瞬，我分辨不出她是不是要跳起来走人。我紧张地等待着，当然，不让我的紧张表现出来，表面上，我还是十分镇定，只是静静地望着她。

纪博雅看了我好一会儿，眼神闪烁不定，过了好一阵子，她才缓缓开口："你说得对，我好像是在自己选择痛苦。"

"你刚刚说的话，和这个梦，让我想起我小时候的两件事。第一件，是我小姑姑从德国回来，给我带了一件小礼物，是一个透明的空心圣诞拐棍，里面填满了各式各样彩色的糖果，拐棍的一头还有个小哨子，靠空气压缩发声的那种。也就是说，糖果吃完后，这个拐棍还可以当玩具玩。因为我家经济条件不好，我的玩具很少，所以我得到这个礼物后很高兴，家里人看到我高兴也很开心，一家人都很开心。可是我如获珍宝地拿着这个玩具玩了几天后，不知怎的就有了一种奇怪的感觉，好像这个东西不该是我的，它和我在一起不般配。于是在邻居家的小孙女来我家玩的时候，我就慷慨地把这个玩具送给了她。"

"当时家里人都觉得我的行为不可思议，我却觉得无所谓。后来我对这个礼物也只想起过一两次。有一次也感到这好像不是真的，我不知道那件东西是不是真的是我送出去的，我记不得我把它送出去那刻的情形了。"

"还有一次，是我另一个姑姑要送给我们几个孩子一人一块手绢。我特别喜欢我的那块。那块手绢雪白雪白的，边上镶着蓝色丝线的细边，手绢的一角上还有一丛红色和蓝色的小碎花。"

"有一段时间，我对这块手绢爱不释手，但忽然有一天，我就特别想把它扔掉。那时候我已经上初中了，我记得清清楚楚，我不但把它扔了，而且是扔到了厕所里，一个最脏的，人们平时最厌恶、避之不及的地方。"

"然后我感到一阵轻松。虽然在扔的时候我就知道我会怀念它，但是这种怀念我受得了，我不后悔。"

"你的意思是，你是在自己主动放弃幸福，即使已经得到了?"我问。

"我不知道。"纪博雅摇头，"我的感觉是，我的自我价值感很低，低到了我总觉得我不配拥有自己喜欢的东西的地步。我几年前就觉察到我可能有这个问题了，这次和蒋霍然交往后，又再次注意到了。只是我不知道，这想法这么顽固——凡是当我拥有喜欢的东西，或即将拥有的时候，我都会紧张不安，倒是肯定得不到它们的时候，我能很平静，即使偶尔怅惘。"

"对蒋霍然也是吗?"我问。

纪博雅目露痛苦："我不知道。我一直有一种感觉，不是蒋霍然不要我，而是我不敢要蒋霍然。"

"怎么说呢，朱医生，别说我是自作多情，也别说我是妄自尊大，就算是意淫，请先让我意淫一会儿。我得把我和蒋霍然交往以来的一些事重新讲一遍，有些你可能听过，请你耐心再听一次，有些你可能没听过。我需要梳理一下，请你帮我用旁观者的眼光看一看。"

"没问题，"我鼓励纪博雅，"在这间房间里，你可以说任何事，做任何想象，都没问题的。说过的话，也可以再说一遍。"

"好吧。"纪博雅轻轻咬了咬下嘴唇，深吸一口气，开始了讲述："我第一眼看见蒋霍然的时候，就愣了一下，虽然那只是在视频里，但是，他那么干净，而且看上去暖暖的、软软的样子，我当时就有'天啊，现实生活里竟然也有这样的人啊'的感觉。我觉得，他这个样子的人只会在电视剧里出现。"

"幸好当时只是单方视频，我能看到他，他看不到我。而且视频里，他的眼睛也不是望向我。他虽然整体很放松，但还是稍微有一点点腼腆害羞的样子，这让我也放松了不少，否则，我可能会更不知如何是好。"

"我虽然紧张，但又立刻安慰自己，没关系的，我们只是要做个游戏。在 SM 游戏中，女王的容貌和年龄从来不是什么大问题，这是我早年了解到的游戏规则，因为女王并不容易找到，所以，我比较快地放松下来。"

"后来见过第一次面之后，我心里安定了，有一种得偿所愿的感觉。如果那一夜后他就消失，我现在也不会有什么遗憾。我不会责怪他，也不会记挂他。这只会成为我回忆中的一小点光彩。当然，我也不会有什么改变。可是，正是因为他没走，他给我痛苦了，所以我探索了，有了现在的改变。"纪博雅说到这里，看了看我。我点点头，表示明白她的意思。

纪博雅继续说道："但见过第一次面后，他还继续联系我，这也让我有些诧异，因为那个时候我就已经知道他在说谎话。但既然我和他交往并不指望有以后，他自己愿意留下，我也就无所谓。"

"可是，后来他说的一些话让我越来越混乱。和我见面的第二次，他一进门就对我说：'如果我能放弃我的社会属性，我就要和你去私奔。'后来某次见面，他又说：'我想给你一个孩子。'想和我生孩子这个话题，他至少说了三遍。他说这些话的时候，地点分别是在地铁上、在网上、在床上。每次说之前都毫无预兆，非常突然，话题也根本不是我引起的。他说这话到底是什么意思呢？"

"我去他公司找他，他会突然对我说：'如果我们同事看到我们怎么办？'然后他自问自答：'我就告诉他们，我找了个新的女朋友。'"

"有一次见面，要走的时候，他又忽然问我：'要是家里人问我为什么晚上没回去怎么办？'又自己回答：'我就告诉他们，我外面有人了。'"

"还有一次，他还和我说他父亲准备给他买房，计划买在什么位置，问我怎么想。"

"朱医生，你说我能怎么想?！我敢怎么想?！"纪博雅苦笑着说。

"他那么年轻、那么好，还有个闹矛盾闹成那样他都舍不得放手的女朋友，我不过是一个他以玩耍为目的遇到的游戏对象，我能怎么想?！所以每次他这样表达的时候，我表面上都毫无反应，只是听着，或者作一些泛泛的回应。"

"我很无奈。我认为，自己拥有的只是偷来的幸福，有一天算一天。我如果真的想做什么，他就会感到害怕，然后立刻离开我。"

"我想，如果我表现出全心全意喜欢他，就有可能立刻失去他，所以我在意识到自己喜欢他的第一时间，立刻就去找了别的玩伴，既避免自己陷进去后，万一需要割舍会痛得受不了，也可以稀释一下自己对他感情的浓度，别把他吓跑了。可是我这样的行为会让他认为，我态度摇摆，对他并没真心，所以，他也不敢投入。"纪博雅问我，"我的态度影响了他的态度，所以我俩现在成这样了，您说，有没这个可能呢?"

我反问她："你觉得呢?"

纪博雅凝神想了想，摇了摇头："不，我想，即使是我动摇，他也可以来主动影响我啊!"

"他当年为了追求他女朋友，租住的房子还没到期，他押金都不要了，在女友家附近重新租了房子来住。现在，如果是真的喜欢我，想和我在一起，又有什么是不能做的呢?"

"蒋霍然的这些问话，让我想起了林世伟。当初林世伟问过我同样的话，他和他女友背着我复合，把我在不明所以的情况下搞成了第三者的时候，他曾经有一次问我：'咱俩以后该怎么办啊?'我当时就在心里唾弃他，心想：该怎么办，你何必问我? 你想怎么办就怎么办不就行了? 不过最后，我还是做了那个'做决定'的人。"

"蒋霍然和林世伟都是一样的，他们需要我为他们做决定，可是我不想再要第二个林世伟。所以，当蒋霍然说这些话的时候，我毫无回应。如果这个男人还没成长到能为自己的行为负责的地步，那他就不是我想要的男人。"

纪博雅说到这里叹了口气："我也不止一次想过，如果在蒋霍然说上面这些话的时候，我不只是听着，而是给出某些热情迎合的回应，他是不是现在就能和我在一起了？但是我想来想去，依然觉得，不管他是怎样的，现在的我，是真的没有准备好。"

"我对现在的我不满意，我并没有一个适合的、准备好的、能够谈恋爱的状态，我也给不了他需要的东西。我没办法！"

"你觉得他需要的是什么？"我问纪博雅。

纪博雅愣了一下，然后回答："生活上的照顾，事业上的帮助，亲友间的斡旋，同事朋友的艳羡。或许还有别的，一切对他有用的东西。"

"那如果他要的不是这些呢？"我问纪博雅。

纪博雅没有说话，用她的眼睛和神情给我发出一个大大的疑问。

我觉得，或许现在已经到了我向纪博雅袒露自己的时候。

我告诉她："纪博雅，大约两年前，我遇到一个男人。他一开始喜欢我，想和我在一起，但我那个时候还没有想好，我俩在相处中也出现了很多矛盾，于是后来我们分手了。分手后，我又相处了不止一个男朋友，其中也有过让我非常心动的，但最后都没有发展起来。前不久，我又和这个男人恢复了联系，我们俩正在试着重新开始。"

纪博雅静静地听着，听我想和她说什么。

我斟酌着语句："我和这个男人之间，有一个重大的阻碍是让我犹豫的，可能也是让他犹豫的。"我望着纪博雅的眼睛，慢慢说道，"他比我大16 岁。"

纪博雅睁大了眼睛："他是已婚的吗?"

我摇头："不是，他至今未婚。"

"那么，阻碍在哪里?"纪博雅问。

我无奈地笑笑："我怎么向父母交代? 我的父母肯定会质疑的。"

"嗯，还有呢?"纪博雅继续问，开始发挥她咨询师的角色，而不是匆匆忙忙抚慰我，或给我出主意，这也让我感到很安心。

我回答她："他不相信我会安心和他在一起，他不敢投入，他只想和我做情人。他说，他感到我俩各自结婚，然后再交往，会更好。"

"哇!"纪博雅轻呼。

"这让我很无奈，有委屈，也有些愤怒。"我告诉她。

纪博雅不说话了，她想了想，对我说道："朱医生，这不公平，对你不公平。你应该离开他。"

我笑了，看起来纪博雅是在真心为我着想，以至于她根本忘记了自己的问题。

我回答纪博雅："不，我舍不得他，因为这期间我也找过别人，不止一个，但最后转了一圈回来，还是觉得只有和他在一起最舒心。"

"他条件很好吗?"纪博雅问。

"条件一般。他就是个普通老百姓，学历一般，工作一般，每个月收入 4 000 多，还没有我多。老北京，家里有两套房，很普通的那种。"我回答。

纪博雅盯着我，喃喃自语道："你们都挺厉害的，都是真爱。"

"你们?"我觉得纪博雅这话说得奇怪，问她，"你说的这个'你们'

指的是谁?"

纪博雅笑起来:"朱医生,我告诉你,你不许骂我。"

"嗯,你说吧。"我好奇地竖起耳朵。

"就是蒋霍然的女友啊,她不是不和蒋霍然好,就要和一个已婚的男的在一起吗?据蒋霍然说,那个男的哪儿都不如他,蒋霍然这话我是相信的。你是知道的,在我眼里,蒋霍然是这个世界上最好的人了,所以,他说别人不如他,我当然相信了。

"还有那个小 Y,上海的硕士,你还记得吗?他差不多算是个红三代吧,我俩好久没联络了。但前不久我看见他在他的 QQ 上哀叹:他大概在一年前交了个女朋友,是个大三的学生,刚开始挺好的,还是那个女孩主动追的他,结果后来那个女孩也和别人好了,对方也是个已婚的屌丝男。小 Y 特别伤心,努力挽回,但没效果,对方甚至把他拉黑了。"

"现在又看到你,我就不多说了。你们让我意识到,钱财、权势、学历、外貌、年龄真的都不算什么。这话在你们这儿都不是空话,我钦佩你们,你们是真爱。"

"那你放心了?"我问纪博雅。

纪博雅点头,点头,再点头:"我放心了,计较这些的,还是我自己,不是别人。你要告诉我的,就是这个吧。"

"好吧,有关爱情到底需要什么的话题,我们就先谈到这里,"我对纪博雅颔首示意,"你现在可以给我讲讲你的梦的含义了吗?"

"这还有什么好讲的呢?"纪博雅笑笑,"这里面的含义,我都清楚了。"

"梦的一开始,我在电台做主持节目的心理咨询师,那是我一直以来的愿望,在梦中反映出来了。蒋霍然女友的出现,其实在我梦里不是第一次。我刚和蒋霍然结识没几个月，就梦到过她，那时梦到蒋霍然是个年轻的大学教师，已经结了婚，我也在那个学校任教，他年轻的妻子和我一起被学校委派了个什么任务，在完成那个任务的时候，那女孩向我抱怨蒋霍然，内容好像是说他指望不上什么的。"

"这两个梦联系起来，可能是说，我对他女友有怜悯之情。这大概是因为我潜意识里觉得我比她强大。"

"事实上，我可能真是这样认为的。我有学识，有自立的精神，有开放的心态，有职业发展的规划，我愿意不断学习来完善自己，我没有蒋霍然，还有其他出路，我的世界里还有别的可能。可是她呢？她把希望都放在男人身上了，动辄抱怨男友，然后又和已婚男劈腿，她如果没有了蒋霍然，又不改变的话，将来人生会变成什么样子？不言而喻吧？难道这样的女孩子不值得怜悯吗？"

纪博雅说到这里，有点儿感伤地看着我："朱医生，你别笑我，我有一种天下女子皆姐妹的想法。我认为，女性在这个世界上本来生存就不易了，还要互相争斗，多不好啊！这是窝里斗，对整体利益有损耗。按照我这种天下女性都是姐妹的想法，蒋霍然的女友，自然算是我异母的妹妹。"

"而蒋霍然这个混蛋同时和我及我妹妹谈恋爱，搞得天下不宁，真是该死。把他除了，我们就都不烦恼了！但最后抓到的那个人不是他，这也能表明我还是下不了决心吧。"

"至于蒋霍然公司的问题，那可能是因为，我看过他在朋友圈里发布的一条公司的情况，讲的是对新员工如何集训，看起来给我一种传销的感觉。电视里演破获传销组织的时候，播出的他们的住处，不就是和洗脑的地方在一起，而且破破烂烂的吗？我把蒋霍然他们公司的发展和传销组织联想到了一起，所以我的梦里，才会有他们公司破破烂烂的画面吧？"

"有关蒋霍然对我的冷淡，那是我一直以来的感受吧，我没什么好说的，不过就是我自作多情，人家对我毫无心意，甚至觉得我是在给人家添麻烦罢了。"

我点点头，认可纪博雅对她自己的梦的解释。但是我还有个问题想问她。

我问道："纪博雅，你不觉得你对蒋霍然不公平吗？刚才你对我说，我的男友只想和我做情人，是对我的不公平，我应该离开他，可是，你对蒋霍然也是一样的啊。"

纪博雅愣了一下，想了想，然后回答道："不一样。你和你男友交往是一心一意的，你没有同时和别人交往，但是蒋霍然和我不是一心一意的，他一直有女友。"

"可是你也没离婚。"我提醒纪博雅。

"我，"纪博雅一下子卡住了，她迷惘了片刻，然后才反应道，"是啊，我也没离婚！朱医生，我把这件事完全忘记了。"她解释道，"在我心里，我和林世伟就是个离婚的状态，我早就不把他当丈夫看了，尤其是和蒋霍然认识的后期。"

说到这里，纪博雅自言自语道："怪不得呢。"

她告诉我："上次我有个来访者，家庭美满，还不断地在外面找女人，这让我想起了蒋霍然，我就把这个案例对蒋霍然说了，但说的时候，要讲到'我想起了你就是这样子'时，我有点迟疑了，怕刺激到他，结果他在电话那头毫不迟疑地接口说：'你想起了你自己！'我大吃一惊，觉得他怎么会说出这样的话？这件事和我有什么关系？"

"现在我明白了。原来在蒋霍然眼里，我就是一边享受着家庭的好处，一边找男孩子的女人，这样的女人是玩家，对男孩子不会用真心的。要是这样看起来的话，我和蒋霍然果然就是应了那句话了——'麻秆打狼两头怕'，他也怕，我也怕。我俩没办法好！因为谁也不敢相信谁，谁也舍不得全身心投入这份关系。"纪博雅苦笑。

"那现在你准备怎么办？"我问纪博雅。

"不知道啊。"纪博雅叹息，"我还是不知道该怎么办，我情感上不再像以前那样痛苦了，但对他的喜欢，事实上还没改变。你说我该怎么办？"

"我的建议是，第一，你可以想想，你'想'怎么办？第二，如果想不出来，就先什么都不要做。"我回答。

"我想怎么办？"纪博雅重复了一句，望着我缓缓点头，"我可以按照我'想'的那样去做，而不是一定要正确，一定要'该'怎么办。你是这个意思吗？"

"是的呀，"我正色道，"你的生活是你自己的啊，你为什么一定要听别人的？一定要从别人那里知道自己怎样才是正确的？"

"你说得对。"纪博雅望着我，再次点头，"我的生活是我的，我要回去好好想一想。"

第十九章
试着柔软——真的好难啊

2012 年 8 月 27 日晚上，纪博雅来到我的咨询室，对我说："朱医生，我可能在做一件蠢事。"

"怎么了，你?"我问她。

纪博雅不好意思地笑了笑，欲言又止，过了好半天，才吞吞吐吐道："那个，嗯，大家都说我太坚硬了，不像个女人，所以我准备学着怎么做女人，于是，我主动去添加蒋霍然做微信好友了"。

"嗯。"我点头，流露出认真倾听的样子。

纪博雅因为我的反应受到了鼓励，说话流利了一些："主要是因为他前两天又给我打电话了，要不然我不会去加他的。"

"嗯。"我继续点头。我已经发现，主动向他人流露感情，对纪博雅而言是一件非常羞耻的事。

纪博雅继续说："我给蒋霍然发了验证消息——'每当我靠近，你就后退；而我离开，你就拉住我。你真是世上最别扭的男孩子。'"

"那他通过你了吗?"我问。

"通过了。他问我：'你想做什么?'"纪博雅回答，"我鼓足了勇气，问他：'我就想知道我是不是在自作多情?'我想验证我的感觉！"

我望着纪博雅，就像望着"当局者迷"这四个字，纪博雅还是那样，她不相信自己的感觉，她需要外界的反应来支持她。

在之前的咨询中，她分析了那么多，可是一进入到实践中，那些她在之前咨询过程中头头是道分析的一切，就都好像被忘到了九霄云外。

然而，没关系，我将继续陪伴她。我常对我的来访者说："我们就像算术题里那只沿着井壁往上爬的蜗牛，白天往上爬三尺，晚上往下落两尺，不过没关系的，我们还是在上升。"

于是我只是问："他怎么说？"

我相信，经过实践的事实，会让纪博雅慢慢产生发自内心的改变。

纪博雅摇头，"他还没回答我"，她边说边掏出手机来看。

我问："那是什么时候的事？"

纪博雅望着手机屏幕，神色一变："哎呀，他对我说了一句话，可是我没及时看，他又撤回了！"

"博雅，你该不会是正在做这件事吧？"我瞪大眼睛。

"我就是正在做这件事！"纪博雅迅速地回答我，"所以我才来找你，因为假如没有你在身边，我可能没有勇气把这件事坚持下去。"

她抬起头来，警告地看着我："朱医生，我今天所做的这一切，都是你鼓励和诱导我做的，你必须为我负责！"

纪博雅虽然嘴上这样说，但是我看出了她眼中的笑意，果然，她下一句话就是："我这句话你只要听听就好了，我知道，我们每个人都必须为自己的行为负责，我只是需要勇气。"

"我自己一个人的话，一定做不成这件事，我太害怕了。"

"我连电话都不敢给他打，我怕他已经把我拉黑了，然后要我去发现这个事实，那对我来说，太打脸了！我没法承受这个。或者他没拉黑，直接把我的电话挂断,那我也受不了,所以我只能发微信!"

"这样的话,即使是被拒绝,也好像得到了缓冲,我感受到的痛苦不会那样剧烈。"

我很想和纪博雅深入探讨一下,为什么被别人当面拒绝对她来说那样不可接受,因为长期以来,她一直展现的就是这种行为模式,她总是想方设法回避被人拒绝的可能性。我认为对这个问题探索清楚,有利于纪博雅对自己的了解。

但是,看到纪博雅目前的情绪状态,我还是明智地闭上了自己的嘴巴。因为我已经看出来了,她现在全部注意力都集中在和蒋霍然交流这件事情上,无暇他顾。

这时候,只见纪博雅盯着手机屏幕念道:"你怎么想?"

看来,纪博雅是收到了一条来自蒋霍然的回复,然后她对着屏幕咬牙切齿道:"这个人就是这么狡猾!每一次都不直说,都要让我自己猜猜猜的。我要是能猜到,还至于这么痛苦吗?真是太讨厌了!"

她说完这句话后,凝神想了想,在手机上打了一句话,回复后,把手机递给我看,我看见她回复道:"我感觉,你生怕我爱上你,但又唯恐我不爱你。"

对方发来两个字:"你欠。"

纪博雅看到这两个字,一下子就从我身边跳了起来,脸色大变,用古典评书里的话来说,那就是"银牙紧咬,柳眉倒竖",她从我手里夺过手机,就去点屏幕右上角那个小人的标记。

我拉住她,问她:"你要干什么?"

"删除!拉黑!"她斩钉截铁。

我无奈地叹息:"博雅,你还记不记得你这次和他联系是要干什么吗?"

纪博雅瞪着我,半天不说话,最后她丢开手机,冲着我没好气地说:"你看见他说什么没有? 他在侮辱我!"

"也许他不是那个意思呢?"我试图说服纪博雅,"也许他这样说话,只是一种比较亲近的意思表达。你看那些关系比较好的男生之间,说话都比较随便。还有,你听没听说过这么一种说法,就是男女亲热的时候,说什么都无伤大雅,那个《射雕英雄传》里,梅超风和陈玄风不是互相称呼对方'贼汉子'和'贼婆娘'吗?"

纪博雅抱着胳膊做出一副打寒战的样子,在原地直跳:"哎呀,你不说还好,一说我浑身都难受! 我就是不能理解,为什么梅超风和陈玄风要这样互相称呼? 每次我一看到这样的段落,心里好不容易积累起来的对他俩的一点好感和美感就荡然无存了!"

"我怎么也没办法把桃花岛上清俊温和的陈玄风、娇羞秀美的梅超风跟这样互相称呼的铜尸和铁尸联系在一起!"

"那你在床上呢?"我冒着被纪博雅打死的风险向她飞出一小刀,"你和男性亲热的时候,也不能容忍这些话?"

"是的。"纪博雅不跳了,站在原地恶狠狠地对我说,"如果哪个男人在和我亲热的时候突然爆粗口,我会刹那间兴致全无!"

"博雅,"我回想起纪博雅对我说过的 SM 的事,忽然明白了一些什么,我说道,"你不是人,你是仙女。"

纪博雅淡淡地看了我一眼:"你才发现吗?"

我瞬间意识到,纪博雅可能早就发现了自己的问题所在——她早就知道,是她自己害怕和人亲近,而不是别人不肯和她亲近。

她要控制权,是因为她要掌握距离。

她不许别人靠近她，不许别人和她亲近，因为，亲近就意味着暴露，意味着把不完美展现在对方面前。

纪博雅不愿意暴露。

她不敢！

她怕被人嫌弃！

而当女王，就相当于做仙女，就可以高高在上，永远置身事外，可以永远保持优雅风度，永远不会被人看穿，自然也永远不会和人建立起真正的亲密关系。

当我意识到这点的时候，我心中对纪博雅的钦佩之情陡然大增，因为如果这就是她的话，那么她现在正在做的事，意味着对过去的她的一种突破，是一种对"自我"的重建！

重建自我，从一定意义上来说，相当于"自杀"，"杀掉"过去的那个自我，建立新的自我，这个过程，给人带来的心理感觉应该是相当恐慌、相当可怕的。

纪博雅这得有多大的勇气才能走出这一步啊！

难怪，她要刻意来到我身边寻求支持。

我闭上了我的嘴，下定决心，陪伴她度过这段旅程。

这时候，只见纪博雅又拿起了手机，她望着屏幕，自言自语道："我回复他什么呢？说'你不欠？你不欠，你三番五次来找我？'"

我听到她这样说，不由得感慨：唉，习惯的力量是多么强大啊！无论我们的愿望多么美好，在真正操作的时候，都难免会一而再再而三地落入旧日窠臼。

我不得不从旁边提醒道："博雅，你这样回复的话，就是再次开启了战斗和攻击模式。"

"哎,"纪博雅深吸一口气,看了我一眼,又把视线转回到手机屏幕上,自言自语般说道,"我知道,要柔软。可是,怎么就那么难!"

她闭上眼睛,咬住下唇,做了好半天思想斗争,然后,几乎是咬着牙,一个字一个字地打出来:"好吧,是我欠,我欠被你调教。"

我看到"调教"这两个字的时候,感到自己瞬间要被纪博雅击败了。

真是不是极左就是极右,刚刚还是咬牙切齿要拉黑的状态,怎么一下子就跳跃到了"调情"的状态?想到纪博雅和蒋霍然相识的那个环境,我想我十分明白"调教"这个词对他俩的含义。

纪博雅好像知道我要说什么,但是用一个恶狠狠的眼神阻止了我。

我想了想,在心里叹了口气。

我意识到,虽然在我看来,这依旧不是一场正常的沟通,纪博雅仍然没有能正确表达出对蒋霍然的想法,她绕开了引起她情绪波动的话题,但是,这对于纪博雅来说,已经很不容易了!

她已经从一言不合就拉黑,敏感地捍卫自己的尊严,进化到了允许冲突存在,保持和他人的关系。这对她来说,或许算是个大进步。

纪博雅发出这条微信后,再次跳起来,满脸羞愤,在屋子里走来走去,边走边道:"丢人,丢人,真的好丢人啊!我怎么会这么做!"

"柔软,柔软,难道这就是柔软吗?"

"如果让我妈妈、姐姐看到我在这么做,她们会被气死的!"

蒋霍然很快发来了回复:"你喜欢吗?"

我看到这条回复,觉得自己也是醉了。

这个蒋霍然果真是有问题的,有问题的绝对不只是纪博雅一个人。

我分明能从蒋霍然的这条回复中感受到一种脉脉含情的温柔,一种我想让你喜欢的渴望。如果他透露给纪博雅的总是这样的信息的话,纪博雅能轻易离开他才是怪事。

蒋霍然的这条回复也让我很清楚地看到，他是愿意和纪博雅联系的。

蒋霍然的态度有效地抚慰了纪博雅的情绪，她看到这条回复后迅即安静下来，拿着手机坐在我身边的沙发上，和对方开始了信息交流。

过了一会儿，她抬起头来看向我："我说想和他见面，他说正在机场，要出差，还给我发来了航程单的截图，我说不信。"

"你为什么不信？"我问纪博雅。

纪博雅说："因为他说了太多次谎。"

她凝神想了一下，微微点头："是的，他从第一次和我说话的时候就在说谎，从他的经历到他的年龄等等，一直都在说谎。"

"还有，他直接拒绝人的次数很少，每次都找理由，告诉我'他忙''他生病了''他和人约好了'等等。在我看来，他不想和我拉近距离，但是，他也不想让我意识到他这种态度。他就是要吊着我，备用。"

"你的意思是，他把你当备胎？"我问纪博雅。

"不，不，不！"纪博雅含义复杂地笑着摇头，"在他心里，我连备胎都算不上吧，备胎还有上路的时候呢，他是把我当作速效救心丸。"

"备用，备用，备而不用，最好是永远准备着却永远用不上。"

"他已经和我约了不止一次见面却又突然消失不见了，你忘了吗？"

"一开始他还给我说理由，我信了。虽然我有朋友对我说，他一定是先和女友发生了矛盾，所以赌气来约我，后来又和女友和好了，因此就又违约了。那个时候，我不太相信这个朋友的话，但是后来呢？事实不就正是如此吗？"

"我在蒋霍然心里的排序，是靠后的。他宁肯在他女友办公楼下等她下班等好几个小时，也不愿意把那时间拿出来和我共度。即使和我约好了什么，他女友一出现，和我的约定就立刻取消。"

"在我心里，他排名第一，世界上的一切都为他让路；在他心里，他女朋友才是全世界吧？"

"你常常在比较？"我问纪博雅。

纪博雅自嘲："是啊，是在比较。而且，不是'常常'，是'总是'。"

"我从小就在观察，在比较，看我自己在别人心里的分量有多少，是不是最重要的那个。"

"我需要当最重要的那个，当上最重要的那个，就让我安心了；当不上，让我很苦恼。"

"苦恼的时候你会怎么做？"我问。

"远离苦恼。"纪博雅笑起来，"得不到的就不去想，然后就不会苦恼了。"

"你笑什么？"我好奇。

纪博雅收敛了笑意，满眼怜悯地望向我："因为我突然意识到，我一直在运用一种心理防御机制，就是'隔离'。我用铠甲把自己保护起来，不让自己感到痛，同时，也就不再可能感受到爱。"

听到纪博雅这样说，我明白了她眼中的怜悯因何而来。

她看到了自己，看到了那个总是为"爱与不爱""敢不敢付出爱，是否会被伤害"而犹豫不决、战战兢兢、反复衡量的小女孩。

这个小女孩在这世界上一无所有，没有爷爷，没有奶奶，没有父亲，没有母亲，没有任何爱她的人，没有金钱，没有玩具，没有住处，没有任何可以给别人的以及能和别人交换的东西。她所拥有的，只有一颗自己的心。

这颗心是那样娇嫩脆弱，只要轻轻一碰，就会流血；如果摔在地上，就会变成碎块，每片碎块都会因为疼痛而颤抖！

她想把这颗心送出去，但她又怕痛。

她怕得到这颗心的人会对这颗心不屑一顾，粗鲁地把它拂落在地，还毫不在意地从心的碎块上踩过。

因此，她从来不敢勇敢地去爱，她只能充满审视、充满警惕地观察着向她示好、想要她这颗心的人。

因此，她才会爱得那样别扭！

明明想要，却说不要；明明爱了，却一直否认。

爱对她来说，实在是件太可怕的事！

然而，世界上的事又是那样神奇。

纪博雅明明曾经那样怕，但她现在，却还是要努力去爱。

我不由得问她："那么，你是明知他把你当备用品，却还是那么喜欢他？"

"是啊，要不然我为什么老想着得放下呢？"纪博雅苦笑，"要不然我不早就投入爱的烈火了吗？"

听纪博雅这样说，我忽然觉得自己很幸福，因为我的男朋友虽然目前给不了我"婚姻"的承诺，但是，他确实是一心一意在和我交往的。在他的排序中，所有的其他人都是要给我让位的，我觉得我需要好好珍惜这份感情。

"你看这份航程单截图右上角上显示的时间，"纪博雅指给我看，"是下午1点多，现在已经是下午3点多了，这说明什么？说明即使现在他真的是在机场，要去出差，这份截图也不是为了截给我看的，而是他刚才和别人也谈过这件事。"

我瞠目结舌，认为纪博雅应该去干刑侦。

纪博雅感觉到了我的惊讶，她瞟我一眼，云淡风轻道："我从初中二年级开始看福尔摩斯，曾经看柯南看到 500 多集。"

好吧，我跪了，真心仰慕。

就在这时，蒋霍然又发来了消息，是一张照片，他坐在飞机舱内。为了增加照片的说服力，他把手机举得挺高，机窗、座位、后边的旅客，都被拍在照片中。

纪博雅这才不说话了。

纪博雅和蒋霍然又交谈了几句后，飞机起飞了。纪博雅叹了口气，也站起身来："我要回去了，朱医生，谢谢你。如果不是你，这一次我又是前功尽弃。"

我握住纪博雅的手，鼓励她："你做得很好啊。学习一件事，刚开始总是很难的，你已经很棒了！"

纪博雅摇头："我真接受不了今天的自己，我真想不到我可以做到这步！这是我这辈子第一次容许别人这样对我讲话！"

"这个蒋霍然似乎打破了你很多规则，带给你很多第一次？"我问纪博雅。

纪博雅凝神想想，微笑起来，点头说："是的。"

我没有再多说什么，只是再次鼓励她："要柔软啊，你看，你俩这样不是谈得很好？要坚持。"

纪博雅点点头。

第二天一早，纪博雅给我打来电话，对我说道："朱医生，你知不知道昨晚发生了什么？"

"蒋霍然的飞机落地后，他主动给我发来信息，告诉我，他到了。然后我懒得打字，就给他发语音。他调戏我，要看我的私密照片，我不给他，他就逗我。"

"我其实中间生了两次气，但我都忍住了，记着你说的要柔软、要柔软，没发脾气。但他坚持就是要，最后我实在忍不住了，就又生气了，冷冷地告诉他，有的时候，他的要求越过了我的底线，我做不到。他半天没回复。我也没太着急，心想这样完了也就算了，我俩真的是不一样的人，没法相处。"

"结果呢，过了一会儿，他又给我发信息说，刚才是逗着我玩的，现在他到酒店了，让我放心。我就问他：'你到酒店了告诉我干什么？我又没问你。'"

"我没想到，他回了一条信息，说'我欠'。朱医生，他是说他欠哎！"

"照这样来看，他昨天那句话果真不是在骂我。"

"那你现在怎么想?"我问纪博雅。

纪博雅在电话里叹了一口气，说道："柔软，对我来说，真的是很艰难。但是，我仍然会坚持学习的。"

第二十章

能不能改写童年——请像对待孩子那样对待我

　　2012 年 9 月 3 日，纪博雅来早了不少，我还没下班，正在和另一个同事交代事情，便请纪博雅先坐一会儿。

　　对同事交代完工作后，我转身回到办公室，只见纪博雅双眼闪亮地望着我，问我道："你刚才对他说的是什么？我好像听见你说，问问那个孩子，他喜欢什么，讨厌什么。"

　　"是啊，"我漫不经心地回答，"我在对他说，怎样和儿童来访者谈话。"

　　纪博雅眼睛里的光彩更加明亮，她急切地对我说："来啊，来啊，你也这样问我吧，问问我，喜欢什么，讨厌什么。"

　　"哦，博雅，那是对待小孩子的方法。"我有些无奈，认为纪博雅是在和我开玩笑。

　　"哦，不，请这样对待我吧，就用对待小孩子的方法来对待我吧，哪怕就一次。"纪博雅恳切地坚持，"刚才我听到你说那两句话的时候，感觉心里好舒服！我好像从来没有被人这样对待过，从来就没有人那样耐心和温柔地问过我的想法和感受。"

　　我愣了一下，望向纪博雅。她神色认真地向我点头，我的心一下子就软了下来。

我沉吟着：“可是，你已经不是小孩子了，如果真的用对小孩子的方法对你，可能不会太有效果。”

“你还没有试怎么就知道没效果？”纪博雅有些急了，语气也变得急躁起来。

“因为成人的心理状态和儿童的是不一样的啊，所以，用对小孩子的方法对你，可能是不会有作用的……”我的话还没有说完，只听见“啪”的一声，纪博雅把正拿在手里的手机重重地拍在身旁的木制茶几上，她几乎是跳了起来，向我低吼：“你如果愿意把我当小孩子对待，那你就把我当小孩子，用你对待小孩子的方式对待我就可以，不必管我是小孩还是成人。你如果不愿意做这样的尝试，就直接告诉我你不愿意，不要拿出一大堆借口来推脱。”

纪博雅的反应吓了我一跳，我一时间有点儿没反应过来发生了什么。

纪博雅看到我呆呆的样子，冷笑了一声，站起身来，就要从我的咨询室里走掉。我一把抓住她：“纪博雅，你怎么了？你要到哪儿去？”

“我不打扰你了，我要走了。”纪博雅的声音恢复了平静，冷淡又客套。

我拽着她重新回到沙发边上，要她坐下，然后坐在她的身边，劝慰道：“你没有打扰我啊，我们说好了这段时间是给你的，你为什么突然这样生气？”

纪博雅的眼圈红了，她忍住眼泪，哽咽道：“你们一个个都说是要对我好，可是，我真的有什么要求，你们从来不满足，总是在那里自说自话。你们从来不管我想的是什么，只管自己在想什么！”

“好吧，好吧，那你告诉我，你想的是什么？”我像哄一个小孩子一样哄着纪博雅。

纪博雅说："谁要什么效果啊？我只不过是想当一次小孩子，我就是想被当作一个小孩子而已！我从来就没当过孩子，我从小就在各种要求下活着，我只是想当一回孩子！"随着这句话说出来，她的眼泪也像断了线的珍珠一般噼里啪啦、争先恐后地滚落下来。

我望着哭泣的纪博雅，突然明白了她的意思，她说得很清楚，她就想被人像哄心爱的小孩子那样认真温柔地哄一哄，就想被真心实意地问一问："你喜欢什么？你讨厌什么？"

她想要不做任何牺牲、不做任何付出、不用完成任何任务，被人全心全意、毫无要求地关爱一次！做一次人们只希望她能高兴，而不要求她承担任何责任的小孩子。她在请求被宠爱！

可是我呢？却一心一意只想着什么咨询效果，哎呀，我真是太蠢了！

我立刻对纪博雅说："好吧，那我们现在就开始吧，刚才是我没反应过来，毕竟啊，你以前一直那么睿智强大，我怎么想得到你会突然想当小孩子呢？你现在这样行吗？还是我们再换个时间来尝试？"

纪博雅边用纸巾擦拭眼泪，边用眼神剜了我一眼："我没有问题，你想干什么？用拖延时间来达到就是不满足我愿望的目的吗？"

"呀，你怎么看出来的？"我听出纪博雅已经在原谅我了，并且在尝试着和我开玩笑，来缓和我俩之间的关系，于是我也跟她一起开起了玩笑。但是为了避免她会误会，我还是赶紧加上了一句，"我怎么敢呢？我现在最怕你离开了。"

纪博雅轻轻推了我一下："讨厌，回到你的位置上去！"

我顺势站起身来，回到了我惯常的座位上。

我问纪博雅："那我们现在开始？"

纪博雅点点头。

"好吧，第一个问题，请问你叫什么名字啊？告诉我好不好？"我一边用一种对小朋友的温柔语气问纪博雅，一边不禁在心里为我的角色适应能力打个冷战。

纪博雅没有理会我的微搞怪，她也没有故意装嫩卖萌，而是很平静地回答我："我叫纪博雅。"

"你几岁了？"我继续问。

"5岁。"纪博雅回答。

"哦，5岁了。"我在心里想，5岁的孩子，应该是进入对人际关系、对自己喜欢谁不喜欢谁有鲜明认识的阶段了。于是，我将问题稍微改动了一下，没有问纪博雅喜欢什么，而是问她，"那你家里有些什么人啊？你最喜欢谁？"

纪博雅看着我，半天没说话。

我有些诧异，这么简单的问题，纪博雅怎么就卡住了呢？出了什么事？

我正要开口问她，纪博雅自己说起来："好奇怪，我家里应该是有5个人的，有爸爸妈妈、两个姐姐和我。可是，刚才你问我，我想回答的时候，脑海的画面里不知为什么就是没有姐姐们的身影。可是，我知道，应该是有的啊，但我就是想不起来了。想不起来在我5岁的时候，她们一起和我做过什么。"

纪博雅这话一说出来，我俩都打了个冷战，咨询室里瞬间有种正在上演恐怖片的感觉。

我搓搓手："博雅，你别吓我。"

纪博雅苦笑："我说的是真的，所以刚才我才会诧异，会答不上来啊。"

"那好吧，这个咱们放在以后讨论，就是为什么你记忆的画面里只有你和你爸爸妈妈，而没有你姐姐们的事。你可以想一想，这个能说明什么。那后半个问题呢，你最喜欢谁?"我问纪博雅。

纪博雅继续苦笑："我想不出来。"

"啊?"我再次诧异。

"我觉得应该是我二姐，我也对你说过，我二姐从小对我最好，是我精神上的母亲。可是，就像刚才我对你说的，我脑海里的画面根本就没有我姐姐们的存在，我又怎么会最喜欢她?"纪博雅解释。

"5岁应该是一个对人际关系敏感的年龄了，能意识到自己喜欢谁、不喜欢谁。"我咕哝着。

"是啊，我知道啊，可是我脑海中就是没有相关画面，心里也没有相应的感觉。"纪博雅想了想，说道："如果实在要我说的话，现在我的感受就是，在我5岁的时候，环境不允许我有自己的喜好，我差不多说每一句话、做每一件事都是动辄得咎。"

"我举一个例子来向你说明吧。有一次在我爷爷家吃完晚饭，按平时的规律就该回我家了，可是那天晚上等了很长时间，我父母就是迟迟不动身，我有些急了，就说：'我想回家。'可就是这句话，就触犯到我爷爷奶奶了，他俩特意把我叫过去问：'你刚才说什么?'我怯生生地回答：'我说我要回家。'结果他们对我说：'你说错了。'"

"我不知道我错在哪儿，就说我没错。他们非说我错了不可，启发我，问：'你要回哪个家?'我说：'我要回我自己家啊。'我爷爷就生气了，直接对我说：'这就是你的家，你要到哪儿去?'"

"苍天在上，那一刻我的感觉就是，不是我说错了，而是他搞错了，那分明是他的家，不是我的家。于是我就说：'这不是我家。'我爷爷就更生气了。我已经忘记过程是怎样的了，最后的结果是我奶奶还是哪个姑姑出来调停，教我说：'××厂是你的家，这儿也是你的家。而你应该说'我想回××厂的家了'才行。'哦，××厂是我父母工作的单位，我家住的地方。"

"朱医生，你看，在这样随便说一句话都会遭到围追堵截的环境下，我是没机会去考虑我喜欢谁、不喜欢谁的。我根本没那个资格去挑挑拣拣的，估计如果有人能喜欢我，我就谢天谢地了。"

纪博雅黯然神伤道："我记得我常坐在我家厨房里，那里空间狭小，平时不会有人进来打扰，最安静。我就坐在那里，托着腮帮子胡思乱想，想着我是不是还有亲生的父母，他们是不是会在某一天突然出现，然后把我接走。因为，我妈确实说过我是从垃圾堆捡来的。"

"但是后来，当我妈发现我真的相信了自己是被捡来的后，她就又改了口，说就是要捡也不会捡我，因为家里已经有两个女孩子了。我知道她的意思，就是我是她亲生的。可你知道吗？这比我不是她亲生的还让我痛苦，因为这下子我连想象的机会也没有了。"

"我只能好好地、切切实实地体会着我的痛苦，甚至不能靠想象来逃离片刻。"

我听着纪博雅的叙述，心如刀割，不知不觉间落下了眼泪。

纪博雅望着我惊呆了，她问我："朱医生，你为什么哭？"

"我感受到了你的痛苦。"我含着泪望向她。

"谢谢你。"纪博雅言简意赅。

一时间，咨询室中非常安静，没有一点儿声音。我和纪博雅都在为那个从来没机会考虑自己喜欢谁、不喜欢谁，每天连梦想自己还能有亲生父母能给自己一些温暖的机会也没有的小女孩哀痛。

过了一会儿，纪博雅的声音在咨询室里响起来："上次我对别人说这个，大概是在 5 年前。那个人是林世伟，我前夫，哦，不，我丈夫。"

"有一段时间了，在我谈起林世伟的时候，时常口误，会把他说成我前夫，我知道，这是我的潜意识在起作用。在我心里，虽然我和他还没有办离婚手续，但他已经是过去式了。"

"大概在 5 年前，林世伟出轨了，我从那个女孩发给他的手机短信上看到，那个女孩和她母亲的关系很好，和林世伟的事，她都和她妈讲了，我也不知道她是怎么说的，说的是不是实情，然后我看见她妈回复说，她做梦了，梦见这个女孩和林世伟买了新房子，正装修呢，她过来帮忙。"

"说实话，当时我看见这短信的时候，我就觉得，这姑娘脑子有问题也就算了——哦，我一向认为当第三者的都是智商出了问题，所以我不要当——怎么这姑娘她妈妈的脑子和她女儿一样也有问题呢？"

"你也不弄清楚你女儿交往的到底是个什么样的人，是不是单身汉啊？就连买房子的梦都敢做了？不过她也确实是在做梦，林世伟到现在还没能力为自己买房呢。"

"然后林世伟老给我说这姑娘怎么比我吸引他，她怎么能淡然面对生活中的坎坷。我就无奈了，我对他说，每个人的成长环境是不一样的，造成的人的性格也不一样。这姑娘可能确实像他认为的那样淡然，但是，首先她是独生女；其次，可以从她和她妈妈的交谈中看出，她们关系亲密。可我呢？我是从小总被人说成多出来的那个人……"

"我的话还没说完呢，林世伟就很不耐烦地说：'行了行了，你别说了，你总是在抱怨。'"

"朱医生，我对天发誓，当时我对他讲这些，目的绝不是为了抱怨，我只是想让他了解我为什么会是当时那个样子的。而且我讲这些的目的，也并不在于要对他表示'我就是这样了，我很无奈，需要你谅解我'，我讲这些的目的，是想告诉他，我当时那样子是从前环境造就的，不是我故意要那样的，但是我已经意识到了，我会逐渐完善自己，希望他能给我时间。他把不同环境下造就的不同的人这样做对比，是不公平的。"

"但是他不听，我也就住了嘴。我意识到，他就是我那个最熟悉的陌生人。很多时候，我都发现，有他在我身边，比我一个人待着还能让我意识到什么叫孤独。"

纪博雅说到这里再次沉默下来。过了一会儿，她静静说道："林世伟，他从来不想看到我，他只看到他自己。而你，朱医生，你却看到了我，我谢谢你。"

我觉得屋子里的气氛有些凝重，于是故意打岔道："哎呀，你看，我说用对小孩子的方法不行吧，你还不信，现在这哪儿是一个小孩子能说出的话啊？"

纪博雅笑起来："我什么时候说我就要完全做小孩子了？我只是要求你用对小孩子的方式对待我罢了。而且，我觉得挺有效果的，你看，我刚才不是哭出来了吗？我感觉真的舒服了很多。"

"精神分析上不是说，我们的问题都来自于童年吗？而在咨询关系里，来访者会退行到童年，然后认识到问题所在，重新被正确对待一次，心理问题就会得到解决了。"

"所以，刚才我想试着回到童年，尝试一次被恰当对待的感觉，然后，我想我就会好了。这也是我舍不得蒋霍然的原因，我对您说过，我舍不得他对我的抱持。"

"我记得我看过一本小说，那里面的女主人公对那个男主角的态度，就像蒋霍然的女友对蒋霍然。她对他也是各种嫌弃、各种抛弃，甚至为了金钱去当别人的玩物而抛弃他。但是后来她对那些物质的东西丧失兴趣，又回来找他的时候，他虽然已经和一个贤惠规矩的女孩子在一起了，最后依旧是没能抵抗住她的哭骂和闹腾，在凌晨打开了被她用砖头砸破玻璃的大门，出来用力抱住了她。"

"当时我看这本小说的时候，就觉得这样的情节匪夷所思，这个女人怎么可以这样不讲道理、随心所欲？而这个男人怎么可以这样没有骨气、头脑糊涂呢？可是，我也得承认，我好想像那个女孩子一样啊。这个小说简直让我入了迷，这都十几年了，依然无法忘记！"

"我也想有一个男人在那里，无论我犯了怎样的错误，无论我怎样辜负他，等我回来的时候，他虽然挣扎，虽然明明知道我不对，对不起他，却依旧无法抗拒对我的情感，对我敞开怀抱。我永远都拥有他对我的爱。"

纪博雅说到这儿停住了，遐想了一会儿，然后转头看了看我："你想不想有这么一个男人？"

我苦笑："世界上没人不想吧？无论男女，这不就是'无条件的爱'的变异版本？"

"所以，我好羡慕蒋霍然的女友，她无论做什么事，都能享受到蒋霍然这样的对待，我也好想自己能被如此爱护一次啊！"纪博雅叹了一口气，一时不再说话。

过了一会儿，她说："我还有一位男性来访者，对他女友也是这样的。他女友刷信用卡超额还不上了，他帮着还；他女友要去旅游订不上机票，他在上班时间放着要赶的项目不做去帮她订票。虽然他嘴里对女友有诸多抱怨，但他做这些事时义无反顾。"

"可是，从来就没人这样对待过我。"

"我非常难受。"

"我曾经想过，爱一个人，是不是就该是这样呢？就是把所有的事都替她做了，帮她安排好，把她保护起来，一辈子不让她遭受任何风雨。如果真能那样的话，那该是多么轻松惬意的人生啊！"

"但是，我也不免会想到，那如果有一天，庇护她的这个人不幸离世了呢？那么，保护这朵娇花的温室岂不就会倒塌？小公主突然变成了街头流浪儿童，她生存下去的概率还有多大？"

"我的理智告诉我，爱一个人最好的方法，可能并不是尽全力去为她阻挡风雨，而是带着她，一点点地逐步适应外界的环境，让她学会抵抗风雨的本领。这样，在我们离开她的时候，心里才会踏实，而她自己在独自面对整个世界的时候，才不会惶恐。但感情上，我却依旧渴望那种无微不至的照顾。这种理智和感情的矛盾让我很混乱，无法取得平衡。"

"现在，我学了心理咨询之后，作为来访者做了这么多次心理咨询，我有些明白了，我之所以矛盾，是因为我需要的不是你真的来为我遮挡住任何风雨，我需要的只是一种态度，一种你愿意帮我遮挡住任何风雨的态度。"

"我也想到了，如果能回到童年，重新来一次固然好，但如果回不去了呢？"

"也只能接受现实，继续往前走了吧？"

"因为，即使是小孩子，也不会是躺在那里永远不发育的。健康的孩子是会不断成长的，从等着别人照顾，逐渐转变成照顾别人。"

"朱医生，谢谢你今天和我做这次扮演，让我体会到我的矛盾，然后使我得以思索，以及获得解答。"

纪博雅的领悟又一次让我感到惊喜，她今天的来访，和我俩之间的冲突，让我再次意识到，她需要的真的只是一个抱持的环境，只是一颗肯把她当做成长中的孩子般温柔、耐心对待的心。我再次坚定了陪伴她的决心。

第二十一章
你永远不懂我的痛——我想让你知道我的痛

2012 年 9 月 10 日下班后，纪博雅如约到来，一见面，就是连连苦笑。

过了好半天，她才叹息道："朱医生，人生有时候真的很奇怪，昨天晚上还觉得不过如此的事，隔一天再看，就可以奉为圭臬了。"

"前两天，我在看一段精神分析的网络课程，看到老师说了这样一段话：'有一次，我和我女儿去海边，我们往海里走，海水遮掩的沙滩上有很多尖锐的石头、废弃的啤酒瓶盖，甚至是碎了的酒瓶玻璃，走在上面很痛。我怕女儿受伤，就把她抱起来，这无疑增加了我的脚感受到的痛苦……后来我像祥林嫂一样把这件事讲给我的朋友和同事听，但是从他们的表情和反应上，我了解到，他们不能体会我的伤痛。于是我下定决心，如果有一天我做了国王，那么我就要让士兵押着你们这些人，每个人都抱上 50 斤的石头，去走我走过的这段路。我不用说一句话，你们自然就明白了我的痛。'"

"我看到这一段话的时候，虽然非常明白老师的意思，也确实能想到在海边踩在这些东西上脚的痛楚，但是我却不以为然地想，这世界上有谁值得我们这样去做呢？有谁值得我们一定要用士兵押着他们去体会我们的痛楚？有谁值得我们这样花工夫，一定要取得他们的理解？"

"结果昨天晚上，这些人出现了。"

纪博雅说着，脸上又浮现出对自己的揶揄："昨晚我去了我姑姑家，她刚从欧洲旅游回来，给我带了些小礼物，让我去拿。我心里是感激的，她还给我做饭吃，吃完饭，我们坐在一起聊天，结果就起了争执。"

"争执的原因很小，就是她又开始就我生活里的一些事指点我。总之，就是我这儿做得不好，那儿做得也不好，我该夹起尾巴做人，等等。如果是从前，我会表面点头，接着心里暗暗记恨她，维持表面和平，然后再也不和她接近了，能离多远离多远，能少见一次就少见一次。"

"但是现在，我已经知道，她确实是真的关心我，于是我就如实对她说，她对我这样的指点让我感到很难受，让我感到她是在挑剔我。我希望她能换种态度、换种方式。然后她说她会注意，但又说，她指点我表哥表姐时，他们是多么温和地接受了，还说，她对自己的女儿更严格。"

"就在她说对自己女儿严格的时候，我眼前就重放了一幅画面，就是几年前有一次去她家吃饭，吃饭的时候，她一边批评女儿怎样怎样，一边端起菜盘子，把那盘菜拨了半盘到她女儿的碗里。那天吃饭的一共就我们3个人！"

"我差点儿就要对她这样说了：'你是对她严格，但是你同时也表现出了对她的爱！但你可没对我这样。'不过我忍住了，因为我也感到我这样说是不妥的，我怎么可以和她的女儿比较她的爱，她自然理应更爱她女儿。"

"于是，我换了一个说法。我告诉她，我和她女儿是不同的。她女儿是独生子女，虽然她对女儿严格，但是，前提是她女儿知道她妈妈爱她，知道自己很重要，她内心强大，她不在乎那样的打击。可是我不同，我是家里第三个女儿，从小我妈妈就一直说我是多出来的，她本来想生个男孩，却不幸又生了我这个女孩。"

"我妈妈认为我给她带来了各种麻烦，比如计划生育工作组的批判，比如我爷爷奶奶的不满。我妈妈曾经以我为耻，小时候差点儿把我换出去呢，只是未能如愿罢了，我父亲偶尔也会说我是多出来的。因此，我一直就认为我没有价值。在这样的自我认识下，我对外界的批评和挑剔就格外敏感。她们说我不如我表哥表姐，这不能促使我完善自己，只能让我感觉这些姑姑都看不起我，因此我心里只会和她们越来越远！"

纪博雅望望我，自嘲道："考虑到姑姑可能会和我妈妈存在的矛盾，我都没敢说这样的话：'是的，从小我们家最穷，你们就是看不起我们家，你们还让我妈妈觉得你们瞧不起她。'我只是告诉她，现在，我感受到她对我的善意了，所以，我也准备逐步完善自己，只是我希望她对我的指点换种方式。"

"然后你猜她说什么？"

"她说：'那你都学心理学了，就该解放自己了。'"

"我回答她：'是的，如果我不是学习心理学，我永远也不知道自己从前那样敏感是为什么。可是，即使我知道道理了，我要从以前的习惯反应模式改过来也需要时间，我已经改了一部分，我会慢慢来。'"

"没想到她接着说道：'我在你家住过一段时间，我没发现你妈对你说以你为耻。'"

纪博雅的眼睛里慢慢出现泪水："在那一刻，我气得跳了起来，我咬牙切齿地把刚才课上那段话对她重复了一遍。我告诉她，就在我和她谈话的这一瞬，我终于理解了这段话的意思。如果有一天我真的能做国王，我就要让她重走一遍我走过的路，好好体会一下我曾经受过的苦难！"

"她永远不懂我的痛！她也不准备去懂。"

"当我对她说我有多痛的时候，她的态度永远是'那是你不够坚强''那是你小题大做''那是你为自己找借口'。总之，我该感觉不到痛！即使别人一刀刀刺向了我，不管他们是有意的还是无意的，我都该说：'我没事，我很好，谢谢你，谢谢你还没把我杀死，谢谢你居然还肯拿刀刺我。'"说到这里，纪博雅的泪水滚落下来。

我静静地望着她，什么都没说。

等纪博雅平静一些后，我试着问她："然后呢？当你对她说出你希望她重走一遍你走过的路之后，事情怎样发展了？"

纪博雅擦干泪水，想了想，回答道："我告诉她我的感受和想法，那就是，她不肯接纳别人的伤痛，永远对别人的伤痛不以为然。然后我问她，我和我妈妈相处了多少年？你在我家待了一段日子是几天？"

"我原本还准备好好和她辩论一下，是我更熟悉我妈妈，还是她更熟悉？但是我忽然意识到，这样的辩论没有用。于是我只好给她讲了那件催眠课上让我哭的事，我想用这件事告诉她，她的眼睛看见的不是全部，我成长中的感受，不是她想当然的那样。"

"我想用这件事告诉她。"

"可是，即使在我说出这件事后，我姑姑依旧坚持她没有错，她认为，她不能理解我的痛是应该的，她说，你不是也没理解我……"

"我感受到了无力。"

"我忽然想到我姑姑并不是特意对我这样的，她对自己也是这样的，她对自己也是毫无怜惜、满是鞭策。她平常对自己的感受也是毫不接纳，总是对我们说：'你们这算什么？我当年吃过的苦……可是我都不叫苦。'"

"我怎么可能让一个对自己的感受都一直在否定的人来接纳我的感

受呢?"

纪博雅苦笑道:"就在那一瞬间,我心里对人类的苦难充满怜惜。我几乎要号啕大哭,我们这个世界上,有多少人终生都活在这种麻木的状态里?"

"在那一刻,我也明白了,这世上最能轻易让我们感到伤痛的,最使我们想让士兵押着走一遍我们走过的路的人,就是我们的亲人,我们在乎的人。"

"然后呢?"我继续问。

纪博雅回答:"当我意识到她不可能明白我,无论我说什么都是多余的时候,我站起来离开了,拿着她给我的小礼物。按照我以前的个性,我会拒绝接受这份礼物,很有'气节'地离开,但是现在,我已经意识到这样做就是在破坏关系,而且,我姑姑虽然不理解我,但是她尽力了,她是在用她的方式努力对我好,所以我接受了。"

"我走之前,对她说了我的想法,告诉她,我感谢她一直以来对我的帮助,我也很想回报这份帮助,在我能力达到的时候,我会回报的。我俩刚才发生了冲突,是因为我想试着让她了解我。我不会因为这冲突和她疏远,我在努力做到对她坦诚,我愿意和她亲近。"

"那你姑姑呢?"我问。

"她说,她从来就不想着我的回报。但是我说,虽然她不期望,但我一定会回报,这是我的心愿。朱医生,真的,我好想回报她!我想回报一切对我好过的人,这样会让我心里好受,会有一种我们终于平等的感觉!"

纪博雅神色激动。

"嗯,然后呢?"我继续问,随着我对纪博雅了解的加深,我有一种感觉,纪博雅今天前来,绝对不会只为她姑姑对她的不理解。

纪博雅的倾诉随着我的问话戛然而止，激动的神色犹如镜头定格般凝固在一瞬间。她凝视着我，慢慢说道："然后我离开了我姑姑家，走在黑暗的街道上，我忽然非常想念蒋霍然。"

"我想去找他，我想告诉他真正的我到底是什么样的。"

"我像个受了委屈的孩子一般思念他、渴望他，想投入他的怀抱，向他倾诉！"

"我像个冲动的孩子一样，想不管不顾地剥下自己所有的伪装，向他完全袒露！"

"我想告诉他，真正的我并不仅仅是像我以前拼了命地在他面前'包装'出来的那么好！名校博士、温柔善良、深明大义、出身优良等，我实际上还是一个暴躁易怒、心胸狭小、不知好歹、具有全人类女性或男性都有的缺点的普通人！"

"而我成长的环境也并非一个象牙塔，不是书香门第也非和睦高贵，它也有它的缺陷。"

"朱医生，你可能不知道吧，我的姑姑们常会给我家一些东西，有时候是新东西，但经常是她们用不了的、旧了的东西，我都习以为常了，并不觉得有什么不妥。直到有一次我看电视剧《情深深雨蒙蒙》，看到那里面林心如演的陆如萍快乐地把一双鞋给赵薇演的陆依萍时，陆依萍拒绝接受，说：'那是你穿过的不要的旧鞋吧？'我才惊愕地发现，原来把自己不要了的旧东西理直气壮地给人是一种'施舍'，而不是'尊重和爱惜'，而那个受者，居然是可以理直气壮地拒绝的。"

"我被这个情节刺痛了。痛点在于，原来我长期以来已经从骨子里默认了我们家是比我姑姑家低一等的事实。我根本没有陆依萍'咱俩是姐妹，理应是平等的'这种觉悟。我已经全盘接受了我妈妈的'我不如别人，同时我恨别人看不起我'的思想，我一直以来的骨气只不过是一种'穷人的傲慢'。"

"我想把这一切都告诉蒋霍然，我要卸下所有的有关我自己、有关我家庭的伪装，我想让蒋霍然看到真实的、完完全全的我，然后问问他，对于这样一个千疮百孔的纪博雅，他是什么样的感受？他是不是依然能像从前那样对她接纳和肯定？"

"我想见他的愿望是那样强烈，以至于我发微信的手都在抖动，打错了几个字和标点符号，然后发出去才发现自己打错了。"

"我对自己说，无论他在哪里，无论是几点钟，只要他能见我，我将跨越千山万水去找他，什么明天上不上班、打车要花多少钱，都见鬼去吧！我甚至不在乎我的衣着和打扮都是最随意的状态，我在心里想：我就是这样的，这就是我最真实的一面！"

"那你见到他了吗？"我问纪博雅。

"没有。"纪博雅垂下眼帘，遮住自己眼中的泪意，"即使在我情绪那么激动的时候，我还顾忌着对他的影响，我怕他和别人在一起不方便。我没勇气给他打电话，我发的是微信。"

"我对他说，我受伤了，想见他。如果今天见不到，以后我即使死，也不会再联系他了。"

"嗯，然后呢？"我问。

纪博雅苦笑："能有什么然后？"

"在我发出微信的时候，我就知道，我八成是不会收到回应的。自从那次他发来坐在飞机上的照片后，他就又开始疏远我了。大致又成了那种你知道他在哪儿，但他永远不会理你，你也看不到他的状态。这次，我也只是奢望一个奇迹。"

"我一直等到晚上 12 点，他也没有理我，我就把他的微信删除了。"

"他大概以为我这条微信是电视剧里那些女人的手段。不管他是怎么想的，反正，他的态度已经表明了，我的生死对他来说，无关紧要。他和我姑姑一样，是不想懂我有多痛的人。"

纪博雅看着窗外，失神："有时候我也会想，事情怎么就会不知不觉发展到这一步了？想当初，我俩也有过微信互动频繁的时候，他会发来拥抱和亲吻的图标，也会称呼我为宝贝。在我的微博下面，他更是大胆地对我发出'我爱你'的呼声和'咱俩生个孩子吧'这样的评论。"

"从什么时候起，我做了什么，导致了我俩今天这种状态？变成了我追在他后面，而他对我如此不理不睬，对我向他发出的任何有点儿热度的表示都唯恐避之不及？我不想再这样下去了，好没意思。"

纪博雅叹了口气："在昨晚之前，我喜欢他，是因为他持续地抱持着我，不动如山。有那么久的时间，我给他发大量的微信，他虽然没有回应，但他也没删除我。"

"我在那些微信里诉说着自己生活和工作中的烦恼，对未来发展的构想，对感情的困惑。对我来说，他简直就像个经典的精神分析流派的心理咨询师，一直做一面镜子，让我自己觉察和揣摩自己心理状态的变化起伏以及背后的原因。"

"即使他没回应，我也认为，他是在关心我的。因为他告诉过我，他听那些微信听得都不知不觉睡着了。即使他别的什么都没做，我也觉得，这是他为我做的最好的事，至少他没有表现出厌烦。所以，无论他在别人那里被如何评分，又如何给自己评分，他在我心里，都是 100 分。"

"我愿意为了他这份抱持付出一切，金钱、忠诚、自由，乃至我所有拥有的！我甚至都想：他让我水里来，我就水里来；让我火里去，我就火里去。朱医生，我很少有如此坚定、主动地想要对人付出的时刻呢。"

纪博雅说到这里，看了看我。

我点头，表示接收到了她想要表达的信息。

我知道，我当然知道。一个在内心认为自己什么都没有的小孩，怎么敢对人付出呢？她只有在长大起来，相信自己拥有一些什么的时候，才敢付出。

纪博雅从前就是那个认为自己一无所有的小孩，现在，她的经历和她的成长，让她敢于付出了。

纪博雅看到了我点头，便没有就此再多谈，只是说："可是在昨晚之后，我想，我以后不会再联系他了。我向他发出了求助信息，他却对我不理不睬。他一直说要和我做朋友，保持友谊，可是，他的友谊只是单行道。他只是在他要死的时候来找我，我要死的时候，他不在乎。我看不出这种友谊对我有什么意义。"

我看到纪博雅的黯然，忍不住想问她一个问题，我问道："博雅，我想知道，是什么原因让你敢于对蒋霍然发出这样的信息的？"

纪博雅不解地望向我。

我解释道："在我看起来，你这条微信是一条求助的微信，你以前从来不会这样做。'向人求助'对你来说是个大难题，尤其是向男人示弱。"

纪博雅愣了一下："我是在向他求助吗？是在示弱？"

她边说边摇了摇头："我没想过这个问题。"

"那你现在想想吧。"我等待着。

纪博雅微微皱起眉头，开始思索。

第二十二章
最重要的是感受幸福的能力
——我们都是受过伤的孩子

我问纪博雅，是什么原因，让她在昨晚那个时刻，敢于主动发出向蒋霍然求助的信息？她思索片刻后，缓缓开口"或许，这还是和精神分析的学习有关"。

纪博雅告诉我，自从她想运用精神分析的方法了解自己和蒋霍然的关系后，当她学习相关理论时，她总是会用那些理论来分析她和蒋霍然的事。

她会想一想自己可能是怎么回事，再想一想对方是怎么回事。在这样的思考中，她有了很多新的认识。

比如，她对自己一向感到困惑，不知道自己到底是个什么样的人。

一方面，她好像很多情、很软弱，上学的时候，有同学说过她多愁善感，平时她也敏感到受不得一丁点儿触动，比如电视节目上血腥残暴的画面，还有一些煽情的桥段，她都完全回避，无法面对；可另一方面，她似乎又超级理智，比如林世伟的出轨，根本没让她哭天喊地、愤怒失态什么的，甚至在林世伟出轨后对她说'你为什么不求求我'的时候，她都很平静地回答他："如果你爱我，不必我求；如果你不爱我，我求了你，你最多也不过一时心软，然后呢？你能不能就这样永远和我好下去？如果不能，我何必做这样浪费时间的事？"

她自己到底是多情还是无情，她自己都搞不清楚。

但当她学习精神分析的时候，看到书里面说，其实"理智"是对"情感"的防御。一个内心情感过于丰富的人，因为害怕这类情感，所以往往会把自己搞得很理智，这实际上是在用发达的逻辑思维隔离情感。

当她看到这句话的时候，她的困惑瞬间消失了。她认识到，原来她表面的冷硬，是为了遮掩她内心时刻想把自己全部感情投出去的状态。

她的情感不是太少，而是太多了，多得像火山、像洪水，让人害怕，让人唯恐避之不及！而她自己的潜意识也是知道这点的，所以她不敢打开自己的情感闸门。

她怕失态，她怕对感情失控，或者是吓跑对方，或者是让对方扬扬得意，从而更肆无忌惮地对待她，她要把控制权操纵在自己手里。

有关表面的漠然，纪博雅还想起一件事，那是在她上小学的时候，她妈妈给她看一篇文章，上面说有一个小学生上课非常专心，后边的同学故意拿小石子丢他，他都毫无反应，时间长了，那些淘气包就失去了兴趣，不再打扰他了。妈妈让纪博雅学习这个小孩子。

纪博雅学了。巧的是，几天后她果然遇到了类似的事情。

当时她们班上那些淘气的男生不知从哪儿搞来一条小蛇，他们拿着蛇在教室里四处吓唬女生。别的女生都吓得哇哇叫，躲来躲去，只有纪博雅，学着那篇文章里小孩子的样子，不躲不藏。她甚至还触类旁通，主动对那些男生说："拿给我玩玩吧，好不好？"

那些男生很扫兴，当然不肯给她玩，他们一门心思只去逗那些有反应的、害怕的女孩子。这让纪博雅很高兴，感到这个策略真好，能保护她，帮她掩盖住心底深深的恐惧，避免招致伤害。于是，她在之后的许多场合都运用这个策略，但是，没想到，她运用这个'漠然'策略到最后，不知不觉让它成了她的一部分，以至于妨碍了她成年后和异性的相处。

当纪博雅意识到自己的这些情况后，她忽然就有些理解蒋霍然所说的"分裂"了。

蒋霍然那时说"我好像分裂了一样，总是去做自己不愿做的事"，当时纪博雅把这句话理解为，有些事，他从他的道德评价标准出发是不愿意做的，但实际上，他却忍不住做了，而这些事又带给了他一些不良后果，所以事后他又不能原谅自己。

现在，她想，蒋霍然大概也和她是一样的吧？在他的成长过程中，一定也有什么东西阻隔了他内心活动的真正流露。

她还再次试着从体会蒋霍然给她带来的感受上去了解蒋霍然。

"精神分析上说，有时候咨询师会对来访者产生'看不起'的感觉，那么这种'看不起'，其实是来访者'勾引'出来的，是来访者曾经被人贬低过，所以他在生活中也教会了别人看不起他。因为他和别人的交往方式就是原先那种在被贬低的模式下学会的应对方式。"纪博雅看到这段文字的时候，她就想到她对蒋霍然也有过"瞧不起"的感觉。

有一次，当蒋霍然在她身边和他女友通电话，一副分分秒秒都离不开他女友的神情和语气，纪博雅想起蒋霍然女友对他的坏，忍无可忍，便在他挂了电话后对他说："你就是你女朋友的哈巴狗。"而对方听到她这样说后，居然只是不好意思地笑笑，算默认了，没有反击，也没有其他的解释。还有一次，就是蒋霍然让纪博雅和丈夫和好那次，纪博雅回家后发语音对他说："你就是个怂包！"

纪博雅想，她那样喜欢蒋霍然，喜欢到了别人都认为她神智丧失的地步，可为什么她还会这样对待蒋霍然呢？除了她自己的成分外，蒋霍然对她的"勾引"也不能排除吧？

蒋霍然的女友敢指着他鼻子骂他没出息，蒋霍然自己曾喃喃自语："我缺乏男子汉气概。"这些是不是能说明，曾经有什么人就这样嘲笑过他，而他也习惯了这样被对待呢？

而蒋霍然有关男子汉气概的表现，也像纪博雅的多情和冷硬一样，是矛盾的。他曾经给她讲过他和其他男人的两次斗殴事件，当时她听了很费解，因为在她心里，不战而屈人之兵才是最雄壮、最强悍的男子汉气概。而且，蒋霍然那副文质彬彬的样子，谁能想到他会一遇到问题或者为一点小事就直接靠动手来解决啊？她想，他之所以这么做，可能是因为在他心里，这种雄性的厮打是被当作所谓男子汉气概的直接证据吧。

那么，这种矛盾是谁种在他心里的呢？他是被谁嫌弃过呢？

然后，她就想起了更多的事。

她记起，有一次她告诉蒋霍然，她一见他就紧张，他对她来说太好了，她会自惭形秽，所以她会有不想见他的想法，一般人听到她这样说应该是会得意扬扬的吧？但蒋霍然却对她说"别扯淡了"，他的表情和语气就是完全不信、并且很沮丧的样子。

还有一次，蒋霍然对纪博雅说，他勤工俭学的时候，那个打工地方的老板说他帅，但说这事的时候，他的表情也是一种认为别人在糊弄他的神情。

当有一次说到他和他女友的关系时，蒋霍然还对纪博雅说过一句话，他说："你不明白，我完全是处于被选择的位置。"他说这个的时候，神情非常苦恼。

纪博雅当时确实不能理解，因为她认为自己就是个非常被动的人，尽管如此，她都不肯一直甘居被选择的位置上，有时候也会抗争，蒋霍然这种常常表现得自负嚣张的家伙，怎么会有这样的想法？

到底是什么原因，让蒋霍然成为这样一个人呢？

最后，纪博雅终于想起了一件重要的事。

蒋霍然4岁之前，不在父母身边，他是在一位类似继奶奶身份的老人身边长大的！

纪博雅以前从来没有想过这意味着什么。

她忽然想到了乔布斯，想到上课的时候老师讲过，幼年时代父母对孩子的遗弃会对孩子造成怎样的伤害。

乔布斯刚刚出世就被父母遗弃了，虽然他的养父母对他非常慈爱，但是乔布斯在早期的亲子关系上仍然出现了大问题，他曾经多年来拒绝承认自己的亲生女儿，他还在已经要陷入昏迷的前一刻继续挑剔着将要佩戴在他脸上的氧气面罩的造型。

那位老师说，所谓创造力的形成，是因为妈妈和孩子的关系出现了问题，所以孩子用想象力来弥补环境的不足。

"朱医生，好像我上次来的时候说过类似的话？我曾经坐在我家小厨房里，希望我亲生父母把我带走。创造力的激发，原来是弥补现实关系里的不足啊！"纪博雅继续说道，"当时老师讲的时候，就有人问，那为了培养创造力，她们是不是该故意制造一些母子关系的问题？老师立刻回答，创造力不是世界上最重要的东西，最重要的东西是感受幸福的能力！"

"这句话将我带出了困惑！"

"因为长期以来，我都对金钱和事业的成功非常仰慕、有所追求，但是，这么多年下来，我的经历却让我意识到，在我们最孤独寒冷的时刻，金钱和事业的成功能带给我们的安慰简直不值一提。而那些能让你如登天堂、心迷神醉的幸福欢乐时刻，其实和金钱与事业的成功也没多大关系！"

"我们对金钱、对成功的追求不过是对缺乏幸福感的弥补。在我们没有体会到什么是幸福的感觉之前，我们会误认为这些就是幸福，我们拼了命地想通过争取这些来为自己创造幸福感！"

"要是从这个角度来说的话，老天爷果然是公平的。"

"对于那些虽然终生都没什么丰功伟绩，却能从一株花、一杯茶、一顿家常饭中就轻易感受到幸福的人，和那些要通过苦苦拼搏、创造彪炳青史的功绩才能感受到幸福的所谓成功人士相比，老天爷给予他们的幸福感总量是一样多的。而前一类人，正是因为什么都不必干就能轻易感受到满满的幸福，所以他们才不需要花费那么大的精力、忍受那么大的痛苦去追求所谓的金钱和成功而成为后一类人。"

"好吧，回到蒋霍然身上。当我终于又想起他童年经历的时候，我忽然有了茅塞顿开的感觉！"

"原来，在蒋霍然心里，他是一个被父母抛弃的孩子！"

"蒋霍然的父母当然也是很爱他的，他是家中的长子，也是唯一的男孩，下面只有一个妹妹。我想，在我们中国这种大环境中，蒋霍然的父母应该是很看重他的。在蒋霍然小时候，他父母离开他去外地工作当然是有他们的客观原因，但是，对孩子来说客观事实是什么并不重要，因为他们不能理解，主观感受才是造成影响的主要因素。"

"所以，非常可能是因为蒋霍然4岁前的这段经历，使他有了'我是被嫌弃的，我不可爱，别人不愿意要我'的感觉。所以，他从来不相信自己真的那样好，因此他才那样渴望被人承认和接受，那样不能容忍被人小看或指摘吧?"

"而他离不开他女友，除了女友像他的母亲，他需要通过征服她修补那段童年经历外，还很有可能是因为他女友的家给了他'家'的氛围。那个家庭接纳了他，那也是他从内心深处渴望的。"纪博雅说到这里，深深地叹息了一声，说道："朱医生，我很惭愧。当我想到这些的时候，我感到非常惭愧。"

"我从前只是从我的角度来考虑事情，我从来没想到，如果说我的童年让我疼痛的话，他的童年也让他疼痛了。而且，他可能比我更疼。在父母身边长大的我，是无论如何也体会不到蒋霍然幼年父母不在身边的那4年的感受的。"

"虽然在我的主观感受中，我的童年经历伤痕累累，但客观实际是：我妈妈很爱我，我一直在她身边长大，我俩的互动相当紧密。我俩之间固然存在我找她却被她推开的情况，但更多的时候，可能也存在我已经习惯了独自待着，她却凑上来对我表示关心的情况。无论我俩矛盾多激烈，我心底都知道，我是她的孩子，我俩是一荣俱荣、一损俱损的关系。不像我姐姐，她们是我爷爷奶奶的孩子，和妈妈没多大关系。"

"当我联想到这些的时候，我大概也理解了蒋霍然为什么要这样对待我。"

"按照蒋霍然的说法和实际行为，我俩的关系似乎是这样的：一开始他只是玩游戏，但在游戏中他感觉好像要真的喜欢上我了，可我的态度又是那样模棱两可，一边似乎很喜欢他，一边却又很冷硬残忍，似乎想拥有他，又想随时抛弃他。再加上我俩岁数的差异，于是无论是出于摆在明面上的理智，还是出于潜意识中情感上的恐惧，他都觉得继续下去是不可以的，他担心自己受伤，这个伤并不特指'我会离开他'，也包括他'其他利益的损伤'，所以他决定赶紧离开。"

"但他其实对我是有感情的，我们姑且不论这种感情的性质是什么，所以他离开了却又放不下，受伤和软弱的时候就忍不住又回来，但情感的需求一旦得到了满足，软弱就消失了，就像充了电的玩具，立刻又精神起来，于是他就马上又选择离开，以避免将来可能的受伤。就在今年 6 月份，蒋霍然曾经对我说过一句话：'你之所以现在这么喜欢我，不过是因为没得到我而已。'他说这话时的语气相当冷静，好像看透了一切，可当时的局势明明是我在对他百般示弱，要求和他在一起。"

"朱医生，你知道吗？当我想到这些的时候，我的心口特别痛，不是为了我自己，而是为了蒋霍然，我好像感受到了他那种'想爱不能爱'的纠结。"纪博雅说到这里，飞快地又为自己补上了一句："当然，这也可能是我自作多情。"

"总之，用我目前学到的一点点儿浅薄的精神分析知识来看，我和蒋霍然，是两个纠结的人遇到了一起。"

"我用我的行为告诉他，我是怎样被人伤害过，我是曾经处在一种怎样无法信任别人、只能用冷硬掩饰自己柔软的状态中；而他则是在用他的行为告诉我，他曾经怎样被人丢下过，他是怎样不相信自己有价值。"

"我俩都在用过去别人给我们的伤，来伤害对方，来让对方痛，从而想让对方知道我们有多痛！"

"我和他都无法用语言来表达我们的羞怯、我们的害怕，我俩都装出一副异常强大、满不在乎的样子。我们想要，却又怕要。"

"可能就是这样吧，正是因为我有了对蒋霍然这样的理解，所以让我再想起他的时候，不再那样战战兢兢、患得患失了，所以我才敢于对他发出那条求助短信，我觉得我们就像两个受了伤的孩子，需要互相扶持着成长！"纪博雅苦笑。

"那接下来呢？你准备怎么办？"我问纪博雅。

纪博雅继续苦笑："还能怎么办？朱医生，我是不会再主动去联系他了。我不是和蒋霍然同样年纪的小姑娘了，我不能给他提供最好的一切，所以，我是没有权利去追求他的。"

"对我来说，爱一个人，就意味着给他世上最好的东西，我做不到，就只有望而却步。除非他需要我，而同时我也正好能够满足他的需要，否则，我无法做到即使他拒绝我仍能坚定地一往无前追求他。"

对于纪博雅的这个观点，我并不完全赞同，因为在我看起来，她和我那位 40 多岁的男友简直是一模一样，因为年纪大就止住了主动追求的脚步，这让和他们交往的、渴望着能被他们追求的年轻人是多么不爽啊！

但是，考虑到在"主动追求"这件事上，好像无论是我们国家还是国际上的其他国家，男女在行动前似乎确实需要先考虑一些性别差异的问题，我也就忍住了已经滑到嘴边的话。

我静静地望着纪博雅，什么也不说，就这样陪伴着她。

纪博雅也静静地望着我，良久她说道："朱医生，我觉得我的心在渐渐地打开。"

"通过这么多次心理咨询，我终于能不止一次地做到，对引起我不适的人直接用语言表达我的不适，而不是像从前那样埋藏在心里不说，通过自行切断关系来表达不满。我现在这样，虽然表面上看起来是有了冲突，但实际上至少给了产生矛盾的双方解释、沟通、修复关系的机会。"

"然后，我允许自己软弱，允许自己感到痛，允许自己流眼泪。我甚至允许自己不顾忌时间，不担心给别人添麻烦地主动跑去寻求帮助，允许自己诉说不被人理解的苦楚。而不是像以前那样，总担心打扰别人，以及随便别人爱理解不理解，把自己摆在一个要么是很卑微对人过分体贴，要么就又高高在上对人不屑一顾的位置上。"

"还有，我也能从别人的角度来考虑问题了。这个别人的角度，不是去想'我怎样做'会让他对我有什么样的感受，而是真正全身心地去体会别人的痛楚，由衷地为别人难过或欣喜。"

"朱医生，我在成长，这种感觉，虽然痛、虽然累，但是却让我感觉非常棒！"

"我所有的这些变化，都和你密不可分，我感谢你。甚至我都有一种你才是世上最和我心心相印、最了解我、最接纳我的人的感觉，你和我的关系比蒋霍然和我还要近。"

我望着纪博雅的眼睛，完全相信她对我所说的一切。

人生不过是一段旅程，在我和纪博雅走过的这段旅程中，我清晰地看着她是怎样一点儿一点儿慢慢向我敞开心扉，怎样一点儿一点儿交付信任，怎样一点儿一点儿从死板变得生动的。

我握住纪博雅的手，告诉她："我很荣幸你能有这样的感觉，我愿意继续陪伴你走下去。"

第二十三章

告别——我才知道这是爱

2012 年 9 月 17 日，纪博雅又按照约定前来咨询，和我聊了聊近期的思想波动和反复，她对蒋霍然的感情还在，但看得出来，正在趋于慢慢平缓的方向，心理冲突不再像以前那样剧烈，对自己的批判也比从前少很多。她的进展，让我感到欣慰。

2012 年 9 月 24 日，本来该是晚上咨询，但是，一大早纪博雅就给我打电话，说希望能临时安排紧急咨询，我赶忙和同事换了个班，在办公室等待她的到来。

纪博雅一进来就对我说："朱医生，我想哭。"

然后，她没像从前那样坐在沙发上，而是斜躺在长沙发上，低低说了一句："我是来疗伤的。"便用手遮住眼睛，开始默默流泪。

"发生什么了?"我也轻声问。

纪博雅过了好一会儿才回答："昨天，蒋霍然约我见面了。"

"啊?"我表达出我的疑问。

"我开始也没想到。"纪博雅低声道，"那次我给他发出求救信号他没理我后，我就以为一切全结束了。没想到，后来过了五六天，他又给我打电话了，问我怎么了。"

"我当时不想理他，但经不住他一问再问，就大概说了两句那天我和我姑姑的事。可是他根本没听完，就说我骗他。我也生气了，告诉他就算我是骗子也是和他学的。"

"挂了电话后，我左思右想，觉得还是得和他谈一谈。因为我觉得，好像以前我向他传递了很多不良信息。"

"比如，我对他说过，婚姻是一种利益的交换，理想的婚姻该是像美剧《纸牌屋》里演的那样，是两个人基于共同野心的合作。原来我对他说这些的时候，我没认为自己的想法有错，可是现在经过这两年的学习和生活，我的想法变了。"

"但是他不知道我的想法改变了啊！他比我小那么多，人生阅历也少很多，他在心里是看重我这个所谓前辈的经验的。我一想起当年我对他说这些时，他像一块干海绵吸收水分般那样专注倾听的神情，我就忐忑不安。"

"我传播的是错误的思想观念，他如果因为我的言传身教而对他以后的生活做出错误选择，那我该有多大罪过啊？他以后想怎样生活是他的事，即使他想继续游戏人间，一辈子四处约炮，那也是他自己的选择，但这些问题绝不能是因为我的'教导'而诱导出来的。"

"我以后可能没机会和他在一起了，我也可以接受我俩再也不联系的现实，但是我必须把我灌输给他的错误观念删除掉。"

"我还想起我和你说的，那些有关他童年经历可能对他的影响，那些让他苦恼的、他觉得自己是'两个人'的可能的解释，我想，我是不是该告诉他这些呢？也许他知道这些后，心底那种总是认为自己没价值的想法就会改变。"

"还有我俩的相处，我对他的屡次拒绝和拉黑，是不是也给他留下了会觉得自己不够好的想法？可事实不是那样的啊！我拒绝他，不是因为他不好，而是因为他对我来说有点儿太好了，我怕 hold 不住，而且我认为他心里的人不是我，所以为了避免自己痛苦，我才躲开的啊！"

"我越想就越觉得，我得和他见面好好谈一次，我必须告诉他，他是有价值的，值得世界上一切最美好的东西，包括爱情，包括美好的姑娘的忠诚。他得改变对自己的看法，他有资格得到幸福！然后我就给他打了个电话，要求见面，他不答应见面，说他没时间。"

"与其说是没时间，还不如说是他不愿意吧。"

"如果放在以前，我要么会恼，要么就感到羞愧，从而放弃努力，但是那天，我没有。我坚持对他说，我要见他，我需要谈谈。我从和他认识到现在，已经两年了，我马上就要40岁了。古人说，四十不惑。我想把这件事解决掉，我不想在40岁之后还在这件事上困惑和纠缠。"

"我还告诉他，我终于明白一年多前，我去财富中心那里找他，他说的那句'我是个普通人，我需要一份稳定的感情'是什么意思了。他说的稳定，不是暂时的稳定，不是我想的一两年的彼此陪伴，他想要的是一生一世。而基于我和他的年龄差异、生活经历的差异，他认为我和他是不可能有一生一世的，所以他才会那样决定。"

"我对他说，我去找他，我等他，去他们公司楼下，哪怕他开会开到晚上 12 点乃至更晚，我都等着，不管哪天，都可以。"

"他终于答应了，说他来安排时间。"

"但我俩不是一下子就见面了，中间又经历了几次他把我拉黑、我不接他电话、他换号码打这些重复的老戏路。"纪博雅说到这里，停了下来，苦笑了一下："然后，结果也还是那样，我虽然犹豫，但最后还是见面了。"

"这次见面，是让我最犹豫的一次，我真心感觉，这次见面可能没什么意义了。我曾经以为他是个对心理学真正感兴趣、愿意用心理学帮助自己的人，可是现在，我认为并不是这样。我们俩不是真正彼此欣赏的人，我俩只是出于对对方的想象而互生情感的，这种情感没有继续的必要。"

"但是，也像我对你说过的另外的那些话，我认为，我需要去消除影响，把我原先的那些不良的作用中和掉，我得为我的言行负责啊。而且，如果我答应了又没去，不就是对他的伤害了吗？这不是我的做事风格，所以，犹豫再三后，我还是去了。"

"嗯，然后呢？"我问纪博雅，"见面后，你感觉怎么样？"

纪博雅半晌没说话，过了片刻，才从茶几上的纸巾包里抽出一张纸巾，展开来遮住她的双眼，低声回答："我虽死无憾。"

"能告诉我发生什么了吗？"我问。

"也没发生什么，"纪博雅回答，"我俩前后脚到的酒店，一进房间，他什么都没说，直接就硬来，我没拒绝成。事先我没想到会这样，因为他离开我那么多次，而我自己也只是想和他说些话，我们没见面也有一年多了！"

"还在电梯里时，他就伸出手指来轻挑我的下巴。他这样的反应让我知道，他对我有心意。因为，人的身体是会跟着心动的。"

"做完后，我俩聊天，我把一直想说的那些都说了，还问了他们公司的情况，说了我对他们公司的担心。"

"他向我解释了我担心的这些事，同时告诉我，有些下面的事，最上层是不知道的，那并不能代表他们的企业文化。还有，这一年他也学到了一些事，比如，有些事的底线是无论如何都不能突破的，不能心浮气躁，追逐一时之利。还有，无论怎么赚钱，他都会恪守合法的准则。最后他说，明年年初，他就会结婚领证了。"

"听他这样说，我放心多了。他事业稳定，对正在干什么心里有数，又有了自己选定的女孩，我还瞎操什么心？他是在往他认为会幸福的方向上走吧？只是他认为的幸福里不包括我而已。我觉得心愿已了，没什么可说的了，就这样结束吧。"

"没想到他忽然问我，为什么不和林世伟离婚？"

"我迟疑了一下，不知是不是该告诉他实话，因为实话可能会让他看不起我。但后来我还是决定实话实说，因为我对他说过，我永远对他说真话。于是我告诉他，我不离婚是为了体面，我不能容忍自己过得没有林世伟好，我不能一把年纪了还狼狈不堪地去住出租屋，让人可怜我。"

"而且我也告诉他，我认为和林世伟的婚姻走到今天，我也是有责任的，因为我原先一直有一种为男人付出一切，然后夫贵妻荣、共享荣华的想法。这想法或许没错，但这种心态也许不能算是真的爱一个人。"

"说出自己这种曾经有过的'夫贵妻荣'的想法让我感到很羞愧，我一度有所犹豫不想说，但是，他恳求我，我最后也就硬着头皮说了。如果我的惨痛经历可以成为他幸福生活的参考，我的形象毁灭就毁灭吧，毁灭得也还算有价值。"

"在我们聊天的时候，他有两次翻身起来，定定地凝视我的脸，然后咕哝道：'太大了，太大了。'然后又倒下身去。当时我没明白他是什么意思，今天早晨我想了想，他是说我年龄太大了吧。"

"昨晚我告诉他，虽然我喜欢他，但我绝不会寻死觅活地恳求他和我在一起的。我不会用生命逼迫别人爱我，这种用威胁得来的感情不管对威胁者意味着什么，至少，它对被威胁的人不公平。"

"他静静躺在那里，忽然对我说：'你知道吗，纪博雅？我就是个普通人，我热爱金钱、美女、权势。'"

"我回答他：'那是正常的愿望。我也热爱金钱、美男，但藐视权势。'"

"他说：'那你和我不一样啊。'"

"我笑起来，告诉他：'从心理学上来说，藐视是反向的崇拜。'"

"他又对我说：'即使不联系了，我们也有一种方法能彼此知道对方的消息。'"

"我很疑惑地看着他，他解释说：'那就是出现在公众媒体中。'"

"我承认他说得很对，但是我告诉他，我不想那么浪漫，我也只想过普通人的生活，别把我想得那么浪漫好不好？"

"他没说话，然后我们不知不觉又开始第二次。"

"第二次没能完成，因为一年多没和异性在一起，所以我的身体变得脆弱了，像一个小女孩那样。而在这一年里，他在这方面显然历练过不少，他的身体退去了原来还保有的小男孩的稚嫩和青涩，变得成熟和强壮。"

"我非常疼，我想尽量忍耐，但最后没忍住。我的身体里面也出血了，还是他发现的，他立刻停下来了，抱着我躺在那里。"

纪博雅说到这里，停住了。

停顿了片刻后，她说："他这样让我很安心。让我知道，他和我在一起，不是仅仅为了性，他至少是有一些真心的，要不然，他何必如此？"

"他年轻、健康、收入上佳，他想找年轻女孩子，随时可以去。"

"他早就知道我是谁。"

"我不化妆的样子，我打扮不得体的衣着，我那年在婚介公司的工作，我那间乱得犹如储藏室的卧室，还有我唠唠叨叨、没完没了的微信，以及我偶尔露峥嵘的坏脾气……这些我自己都不喜欢的样子他都见过。"

"他看到的并不是最好的、伪装矫饰出来的我，但他依然想见我，而且，这一次他不是带着伤痛来的，并不是要我帮他解决任何问题。"

"他带着嘲弄的语气说自己：'我就是那种提上裤子就不认账的人。'他连说了两遍。还对我说：'我以前膨胀了一段时间，说了一些很狂妄的话，你不要往心里去。'我想，他是在变相地对我道歉。"

"他胖了，居然有肚子了，还不是一点儿，我很冷静无情地对他指出了这点。他说：'只要我想瘦，就能瘦下去，我明天就开始锻炼。'"

"可是，这不是重点。重点在于，我惊愕地发现，我居然不嫌弃他！朱医生，我可是个百分之一百的颜控啊！"

"然后，我望着他想，等他五六十岁的时候，会成什么样子？会不会有个大肚腩，也像那些大街上随处可见的大爷一样？那时我是不是就会嫌弃他了？"

"我的答案是，如果他的内核不变的话，比如他对我的真诚倾听、对我感受的尊重、对他自己的生活认真负责的精神，如果这个不变的话，我想，我会继续爱他。"

"朱医生，直到这一刻我才确信，我是真的在爱他，不再是为了征服，也不再是为了荣耀。我想，蒋霍然也终于确信了我爱他。因为我认识他的时候，他一个月才挣 4 000 多，后来他挣多了，反而让我哀叹了。我喜欢他，不是因为他有多出色，而是因为他本来的样子。甚至他不肯爱我，我也接受。"

纪博雅叹了口气，继续说道："我这次也算是为自己争取机会了。"

"我问他：'如果你爱的人遇到了车祸，失去了健康和容貌，你是不是就不再爱她了？'他迅速回答：'那当然了，我这么自私的人，会立刻变心的。'"

"我望着他不说话，过了一会儿，他闭着眼睛叹了口气：'我不会的。'"

"我当然知道他不会的。他是这个世界上我认识的最能贬低自己、最别扭的男孩子！"

"然后我跳起来对他说：'那和我的情况有什么分别？我也就是会健康差一些，容貌丑一些罢了，这就是年龄会对人造成的仅有的不良影响！'"

"他不说话。我了然地笑笑，对他说：'你不过是嫌弃我，觉得我拿不出手。'"

"他默认了。"

"最后要分手的时候，他对我说：'纪博雅，我下辈子一定来追你，我死追不放。'"

纪博雅的眼泪滚滚而落，她用手遮住眼睛，静静地哭起来。

纪博雅这样的状态真是很少见，以前每次她给我的感觉都是充满焦灼、充满活力、激动不安、无法安定，我从没见过她像今天这样弱、这样柔软。

在流泪的间歇，她再次哑声道："朱医生，我虽死无憾。"

"上帝垂怜了我，没让我失望。即使蒋霍然不爱我，他也没有要刻意欺骗我！"

"我不服气，叫着他的名字说：蒋霍然！你就是爱我！要不然，你何必帖记我这么久。我一没钱，二没权，三没有美貌，就连床上功夫也丝毫没有，还比你大了十几岁，用你的话说，就是个中老年妇女。你有一次说你做了一个梦，是和一个背上满是被火烫伤的女人从背后做爱，你没看见她的脸。这个梦的寓意是什么？'"

"我没对他说，或者在他心里，我曾经的婚恋经历就是那些烈火烙下的伤痕。我不想对他做那么强的诱导，我还是那句话，我不想强迫任何人来爱我。我要的是自觉自愿，我要的是爱情，不是怜悯。除非有一天他自己选择，否则，我绝不强求。"

纪博雅的泪水在继续滑落。

她回忆着："他离开的时候，在门口凝视我，忽然低下头来主动吻我。我其实好喜欢他的吻，但是我都不敢主动去索取，我怕被拒绝。"

"他吻我的时候，我心里好难过，我要他说'我爱你'，他看了我好半天，没有说，毅然转身走了。我知道，他是认为，他无法确定的事不想轻易开口。他知道我需要别人说实话，这次他做到了，我感谢他对我的真诚。"

那一天，纪博雅在我的咨询室里默默流了整整一上午的眼泪，最后泪水终于可以停止的时候，她带着对自己嘲弄的口吻说道："前两天我在网上看到一句话，似乎就是在说我。那句话说：'有时候你只是想约个炮，却不小心谈了一场恋爱；有时候你想好好谈场恋爱，却发现只是打了场炮。'朱医生，我是不是很可笑?"

"多好啊。"我回答，"很多人，终其一生，也不曾有机会像你这样爱过。"

"是的，"纪博雅想了想，静静说道，"即使我原先并不爱他，但是，在我拼命想了解他、投入精力去分析他的时候，这就是在爱他了。"

"爱就是对一个人的全神贯注。"

"根据这一点，我说爱他，问心无愧。"

我点头，同时想起另一个问题："那个，蒋霍然的新女友是谁?"

纪博雅这次不苦笑了，她很平静地看向我："还是楚云佳，那个背着他和有妇之夫厮混了一年多，被他抓了现行后，决定选那个有妇之夫而不选他，也依然让他难以割舍的女朋友。"

"你怎么想？"我问。

"我怎么想有什么用吗？"纪博雅不动声色："虽然蒋霍然告诉我，这次是那女孩自己找回来的。我想，这样他俩相处起来，可能会比原先顺畅一些了，不再是蒋霍然单方忍气吞声的局面。那个女孩栽了跟头，定会有所收敛。经过对比，她也知道蒋霍然的好处了，会比较珍惜。"

"还有，他俩也不吵架了。蒋霍然给我讲了讲他俩现在相处的模式，我发现蒋霍然不像以前那样不知道该如何处理女孩的抱怨，只会和那个女孩对着吵了。他比以前有自信了，宽容了，不再容易被随便挑起情绪了。"

"我由衷地发出了赞叹，告诉蒋霍然，他强大了。他不太明白我的意思，我也没详细对他解释。但我告诉他，他虽然强大了，但是还不够强大。我的意思是，如果他足够强大，他就不会在乎我俩年纪的差距会给他带来的社会舆论的压力了。不过我也告诉他，如果他选择和我结婚，那我就立刻离婚，而且和他生孩子。"

"他一如既往地没理我。"

"昨天晚上，他还问了我一句话，他问我：'累吗，你？'我第一次没听明白，他又重复了一次：'爱我，你累不累？'"

"我回答，爱他，我不累。但是，他这样对我折腾过来折腾过去，我实在是有点儿受不了了！"

"唉！"纪博雅长长地叹了口气："就这样吧，既然他选择了，那就这样吧。他也算心愿成真了，我祝福他。"

纪博雅这次离开我的咨询室后，一个多星期都没有再来。

之后，她打电话告诉我，就在她和蒋霍然见面的几天后，是她的生日，蒋霍然特意给她打来了电话，祝她生日快乐。收到电话的时候，纪博雅正在加班，没法多说什么，但蒋霍然的诚挚和温柔让她十分感动。而去年她过生日的时候，蒋霍然并没有任何表示，却在她生日后的几天因为和女友的事跑来求助，并且在得到帮助后就立刻消失了。相比起那时候，现在的蒋霍然显然是把她放在心上了。

她说，足够了，她很领情。或许，这就是一切的结束，故事到这里也就尘埃落定了。

纪博雅还告诉我，她的姐姐给她打来电话，说她父亲母亲都病了，家里人手实在不够了，需要她回家乡去照顾他们一段时间，所以接下来的一个月，她很可能都没机会过来找我了。她感谢我对她的陪伴，也祝我幸福快乐。

我嘱咐她照顾好自己，在心里叹息了一声，心想，可能这真的就是事情的最终结局了吧。

第二十四章

痛苦——我不想让他和她结婚

2012 年 10 月 7 日晚上 8 点多，我正在紧张地准备两天后的一个考试的时候，忽然收到了纪博雅的电话。我想到她正在外地，以为是出了什么紧急的事，于是绷起神经来准备给予她支持。

纪博雅在电话里对我说："朱医生，我刚才和蒋霍然吵架了。"

没等我问，纪博雅自己就噼里啪啦说了一通："我这几天在姐姐家待着，每天推爸爸下楼去锻炼身体。我爸爸现在病了，我妈很感慨，对我说：'你看你爸现在病成这样，连一起出去锻炼都不成了。我回想了一下，年轻的时候我俩也没什么大矛盾，你爸对我也挺好，没打过我一次，可我们也没来得及恩爱过。林世伟人还不错，挺尊重我们，面子上的事都顾到了，你趁着年轻，也别和他闹了，你俩和好，过几天心情舒畅的好日子吧。'"

"当时我就笑了，对她说：'我要想心情舒畅，那要做的第一件事就是和林世伟离婚，而不是和他和好。'我妈当然就不高兴了，但我也没多说。"

"可说完这个后，我就情不自禁地想起蒋霍然，我觉得他的女友对他很像当年我对林世伟，感情当然是有的，可是并不纯粹，这里面多少有把对方看作潜力股的成分。"

"我再想想我和林世伟感情破裂的诱因，不就在于我看不上他的不思进取，同时自己的工作压力也很大，又得不到他的理解吗？蒋霍然和他女友之间，将来很有可能也出现同样的问题啊。"

"他不止一次对我说过，他的女友毕业后前两年先是没出去工作，后来他托人给她找了工作后，她又诸多抱怨，另外她周末除了逛街就是看电影。她并不是他的理想对象，以后有机会了，他要送她去上 MBA。"

"这还没结婚呢，就对自己的婚姻对象如此不满，那要结了婚呢？"

"婚姻是人生的重大资产之一，蒋霍然又那么珍视家庭温暖，需要情感交流，注意个人形象。那这种注定没有好结局的婚姻为什么要让它开始？我越想越觉得，我必须把这些话告诉他！"

"我也想到了现在我俩已经没关系了，最后一面已经见过了，我还说这些干吗？我也想不说的，随人家去吧。可是我想来想去，越想越焦躁不安，我就像走过一片沼泽的人看着别人就要走入一片沼泽地，我没办法袖手旁观！"

"于是我犹豫再三后，还是鼓起勇气给他打了一个电话。"

"电话接通后，其实我是心虚的，而且我还是在我姐姐家，我说的话会被我姐姐和爸爸都听到，所以我简直是不等他说话就一口气喊出来：'你不能和她结婚，因为这将是一个错误。你想想，你想成为什么样的人？而她会成为什么样的人？你俩要前进的方向不一致，这必将导致你俩渐行渐远。将来你会后悔的！难道你理想中的妻子就是一个整天聊天遛狗的家庭妇女吗？如果你下定决心选择这样的人做你的妻子，那么我就不再爱你了，因为你不值得我爱！而且社会对离婚男女的看法是不同的，无论发生了什么，普遍都会对男方的评价较低，男方要背负较重的社会指责，这对你不好！'"

"蒋霍然先是嘲讽我，他说：'那你离婚，咱俩在一起？'又无情地驳斥我，说：'你就是一个婚姻的失败者，你的经验不足以借鉴，你没资格指点我。'"

"当蒋霍然说'要不你离婚，咱俩在一起'的时候，我知道他只是在挖苦我，因为他认为我做不到，而不是他真的会娶我，即使我真的离了婚，他也不会和我好的。所以我只是弱弱地说了一句：'我不是这个意思。'但我又坚持说：'我知道我说这些话可能是很冒昧，但是如果我不说，我会很难受。虽然你认为我是个失败者，但正因为失败过，所以我知道艰难险阻在哪里。'"

"但他不听我说，只是说：'你并不了解情况。'"

"我也同意他的意见，于是我说：'这也是我想说的。我从前听的都是你的一面之词，实际的情况是怎样的，我确实并不了解，我只能从我看到的事情的角度提出我的意见。因为我知道你不会和朋友谈论这些事，也不会和你的父母谈。而你从你女友的父亲那里获得的意见，只会是从他女儿的角度出发给出的，绝对不会是站在你的立场上的意见。我知道你在心里可能是把我当家人，所以这些话我不得不说。'"

"然后蒋霍然就说了几句让我好好照顾好自己，以后有时间了也可以打电话给他吐吐槽的话。"

"可是我真心不甘，我想到他那必将走向黑暗的婚姻前景就无比愤怒，他明明是可以获得幸福的，为什么要这样毁灭自己？他完全可以选择其他女孩子，对，不是我，但总要是个尊重他，即使不志趣相投，也至少对他体贴温柔的女孩子吧？哦，不，其实我觉得蒋霍然必须找一个和他志趣相投的女孩子，否则他一定不会得到真正的幸福。可是，他为什么一定要和这样一个侮辱、虐待他的女孩子在一起呢?"

"于是我对着电话大喊了几句'你就是在走向深渊,你去死,你去死!'这样的话,就把电话挂了。"

"挂了电话后,我心里特别难受,我感到非常痛苦。我觉得我的姐姐一定在嘲笑我,看不起我,因为她在旁边听到了整个对话内容。她一定会觉得我精神有问题。她会认为我是在向一个看不上我的男人求爱吧?而且,我还这么没风度,这么'狗拿耗子多管闲事'。"

"朱医生,我不知道该怎么办了,我心里好难过,我该怎么办啊?"

我听着纪博雅这么说,感受到了她的痛苦,我先是试着安慰她:"没事啊,挺好的,你俩吵架总比毫无关系好是不是?"

纪博雅说:"那倒是的,可是,他就是在走向死路,自取灭亡啊!这怎么办?我就是很难受,我没办法看着他这样做!我非常痛苦!"

我还想继续努力试着向纪博雅表达理解,但是我突然发现自己做不到,我心中想的几乎全是要准备的这场考试,我很焦躁,没办法拿出时间沉浸在和纪博雅的交流中,于是我坦白地告诉纪博雅:"我现在没办法去领悟你,但是我可以给你说说我听你说这些的感受。"

"好的,你说吧。"纪博雅听着。

"你刚才说的意思是,你在为他好,他在选择一条错误的道路,可是这和你有什么关系?你反复说你不是为了你自己,那你做这些是为什么?既然这不是你的事,你为什么要替别人做决定?"我在说这些话的时候,感受到了我的犀利,我也怀疑我是在冒险,纪博雅未必能受得了我这样的直接。

我说这些话的含义不啻一种指责、一种揭露,我差不多就是在说:"不要为自己蒙上一层温情脉脉的面纱,不要把自己打扮得那样虚情假意,也别把自己说得那么好，你对他的阻拦真的只是为了他吗？"

我之所以能说出这样的话，和我与我男友的相处不无关系。

我的男朋友比我大 16 岁，他对我的态度，就像纪博雅对蒋霍然一样，都是一副"我不要和你结婚，但我要你幸福"的样子。但是，你们真的知道我们想要的是什么吗？

你们给不了我们，却又不许我们去别人那里追寻。

然而，我今天对纪博雅的犀利，对她敢做这样的尝试，并不是为了在她这里发泄我对男友的怨气，而是因为经过长期的相处，我发现纪博雅是一个足够理智和坚强的人，她能够接受真实，即使那真实血淋淋，她也能够比较冷静地处理，比如她丈夫的出轨。她不能接受的是虚伪或首鼠两端，在她看来，虚伪或首鼠两端是对时间的最大浪费。

非常时刻采取非常办法，也许这一次，我这种犀利也是解决她问题的办法，而且，我的心态未必就不是蒋霍然的心态。我目前只能做到这一步，我确实没有时间和精力，现在去和她一起处理这件事。

电话那一端的纪博雅，在听到我这样的话后，顿时沉默了，过了大概十几秒，她说："你说得对，我明白了。"声音已经冷静下来，不再那样激动。

因为看不见纪博雅的表情，我不知道她是真的明白了，还是对我失望了，但我也无力继续探索，只能告诉她："我今天很焦躁，后天我有一个考试，我对你说过，你还记得吗？我现在正在准备，还需要继续看书，所以不能和你多说了，我们就说到这里好吗？"

"哦，好的，你赶紧看书吧。谢谢你，回去再说。"纪博雅立刻在电话里这样回答我。

我和纪博雅的这次谈话就这样结束了。

自从 10 月 7 日纪博雅给我打过那个长途电话后，一直到 10 月 20 日，她都没有再联系过我，我想了想我和她最后那次谈话的内容，不禁有些担心。

我想，纪博雅是不是遭遇了我的拒绝，所以感到被伤害了，于是再次退回到了最初的那种表面上和人温和亲切，实际上充满防备和距离的状态？人和人之间关系的建立有时候非常困难，要花费我们很多时间和精力，但它的破裂却很容易，或许就在朝夕之间。

我不知道该怎么处理我和纪博雅的这种状况，最后，我想，我可能需要主动向纪博雅伸出我的橄榄枝，尝试一下，于是，我主动给她打了个电话。

纪博雅在电话中说："不好意思，朱医生，我刚从外地回来没两天，积累了很多事，我想处理得差不多了再去找你。这样吧，我 22 日晚上 7 点去找你，还是周四。"

10 月 22 日晚上，纪博雅准时出现在了我的办公室里，她一见面，就递给我一个纸盒子，"朱医生，送给你。"

"是什么？"我打开盒子，里面赫然躺着一个和纪博雅手腕上一模一样的运动手环。

"这是怎么回事？"我疑问。

纪博雅看着手环，回答道："蒋霍然的生日在 7 月份，去年 7 月他生日那天，他曾经给我打过一个电话，想见我，虽然最后没见成，但是我意识到，那天他是和女友发生矛盾了。我事后回想起他第一次在网上和我打招呼的日子，恰恰也是前年 7 月他生日那天。我不禁想，也许他的生日是没人注意到吧？至少没被隆重对待过，要不然，谁在生日这天放着正牌女友和自己庆祝不去理会，却四处勾三搭四？而且，连着两年都是这样。"

"今年6月他不是答应和我在一起试试吗？所以，那两天，我买了这个。因为他自从做现在这份工作后，一直很忙，肩部肌肉有局部损伤，将军肚也快长出来了，而且他一向在12点之后才睡，戴上一个运动手环能帮助他管理健康。"

"你买了一对儿？"我问。

"严格说起来，不是一对儿，是同样的两个。"纪博雅回答，"这种手环有专门的情侣套装，一个红，一个蓝，上面还有心形图案，我没敢买。我怕这种成双成对的寓意太鲜明了，蒋霍然拒绝接受。"

我看着手里的运动手环，心里一阵酸涩，被纪博雅那种就连递出自己的爱亦唯恐被人拒绝的、小心翼翼的心情所感染。

纪博雅却很平静，她轻描淡写道："后来的事你也知道了，7月份还没等到他过生日呢，我俩就吵架了，约定了老死不相往来，所以，这份礼物就没机会送出去。我不喜欢东西闲置，正想着送谁才能发挥它的最大价值呢。正好上次我过来，你不是问我这个手环的事吗？所以，送给你。"

"这不合适吧？"我迟疑，"毕竟是你买给蒋霍然的。"

我猜测着纪博雅把这手环放在身边的原因。即使是一份不曾送出的礼物，但是，看着它的时候，会有那种就像看到那个男子的心情吧？也会想起许多和他在一起的故事吧？

纪博雅笑笑："拿去吧，伤春悲秋素来不是我的性格，物品闲置是对环保事业最大的犯罪。你知道，我一向注重环境保护的。"

"还有，"她望向我，"在我最软弱、最迷惘、最需要帮助的时候，是你不计报酬地陪伴着我、帮助着我，我对你说过，你比蒋霍然更贴近我的心灵。这点儿东西算什么？你要记住，纪博雅说的每句话都是认真的，不像一些人，只是随口那么一说罢了。"

"那好吧，那我就收下了！"我对纪博雅道了谢，收下了礼物，同时也了解到，她是真诚的，没有对我心生芥蒂。

心里一高兴，我有点儿管不住自己的嘴，我对纪博雅说："纪博雅，你知不知道，你其实很烦人？你每次说的那些东西，反反复复，唠唠叨叨，又长又重复，而且，你记忆力好像还特别好，每次就像复读机一样，一遍又一遍说着同样的话，让人真是有点儿受不了呢。"

纪博雅微笑："是吧？我想真的是那样吧。那你是怎么忍受下来的？"

我老老实实回答："第一，我对你是有需求的，虽然你可能没发现。你还记得我对你说过的我和比我大十几岁的那个男友的事吗？"

"我在心里，常常把你的事拿来和我的事对比。在我看来，你就好像我那个年龄大的男朋友。我会通过你的思想去揣测他的思想，这样可以帮助我理解他，了解到他某些言行的真实含义，以及他对与我的关系的真实想法。"

"第二，我还从你这儿得到了激励。我和我男友的关系并不让我满意，我一直在考虑，是坚持还是放弃？然而你让我看到，你和蒋霍然之间的阻碍比我和我男友之间的阻碍大多了，而你在和蒋霍然的关系中，也显然比我在和我男友的关系中劣势多了，但你还是那样坚持和不肯放弃。那么，我又有什么要害怕的？"

"第三，我答应了你，要和你做练习，你这种重复、唠叨，也是心理咨询中来访者正常的表现吧？出于职业要求，我也该认真对待啊。"

"哦，这样啊。"纪博雅点头，"你这样说，让我轻松好多。因为我在你那里咨询是没有付费的，占用了你的时间一直让我很歉疚，虽然你再三说你也有所收获，于是我一直这样'无耻'地、安心地'剥削'着你，但实际上，我的心里也一直在想，你说的话是真的吗？我一直在想怎样回报你。"

"是真的有收获。"我肯定道，"有好几次，我也有好些问题想问你，但听你说完后，我那些问题就自动解决了，所以我就没开口。"

"啊，那可真好。"纪博雅微笑。

"还有一件事，是让我坚定了要陪伴你的原因之一，也是今天我会出现在这里的直接原因，你可能没注意过。"我继续对纪博雅说道，"你还记不记得，前不久有一次咱们母校有个教授开讲座，咱俩都去了？"

纪博雅想了想："是那次罗教授讲的有关认知神经科学最新进展的那个讲座吗？"

我点点头："那次讲座我是偶然得知，在路上临时决定要去的，根本没做任何准备，没带纸和笔，我还迟到了，进去的时候没座位了。结果你不知怎么就看到了我，招呼我过去，和身边的人商量，让我挤着坐下。然后我拿出手机，在手机上打字做笔记，你看到了，一声不响地从自己本子上撕下纸来，又静静地从身边另一个同学那儿借来笔，递给了我。我非常感动！"

"这只是举手之劳。"纪博雅不以为然，"就像我说过的，凡事要我坚定的前提是：'你需要，我可以。'况且这件事又没什么让我为难的地方。"

"不，对我来说，这个细节非常重要，"我强调，"关键在于，你真正看见了我，你发现了我的需要，这让我觉得很温暖。"

纪博雅凝视着我的眼睛，貌似玩笑，实则十分认真地回答道："如果我爱上了谁，就算是要我的命，我都会给，你是知道的，只是要我爱上对方的过程很艰难。"

纪博雅的回答让我俩都沉默了，我俩在她回答的过程中忽然一起想到了什么。

过了片刻，我两异口同声道："在爱中，我们唯一的权利是给予。"

纪博雅笑起来："朱医生，你看，我们总以为道理都明白，但实际做起来的时候我们才发现并没有理解透彻。"

"虽然有时候我会是一个在地铁站主动给问路人指路的善良人，但是，可能更多的时候，要我注意到别人、主动为别人付出时间、金钱乃至感情，都是件很不容易的事。"

"比如那天那件事，如果那个人不是你而是别人，即使我认得她，可能那天下午我的态度也只是爱莫能助，我心里会说：'抱歉，虽然你很需要帮助，但是给你帮助太麻烦了，谁让你迟到呢，你就自负其责吧。'"

"或者，如果那个人不是你，而是别人，别说要我主动为她找纸和笔了，就算她主动来向我借纸和笔，我也会犹豫一下，考虑是不是要破坏我本子的完整性。"

"而如果那个人恰恰是我不太喜欢的人的话，即使我具有借给她东西的能力，我可能也会表示出我对她的困难无能为力。"

"从这样的角度来看，我就是一个自私、傲慢、吝啬、冷硬、任性的人。而这样的人，是不容易得到幸福的。"

"可是，假如我们不是这样做的呢？假如我们在每件事之前，不是衡量自己的得失，而只是看我们有没有能力做这件事，如果能，便毫无计较地去主动付出呢？就像你对我的付出那样。看来，只要我们这样做了，爱和幸福也就自然而然地来到了，就像我会不由自主地要回应你一样。"

我适时地总结："所以，心理咨询的作用就是提高我们对自己的觉察力，不断调适自己的不当行为，缩短通往幸福的距离。"

第二十五章
为自己的生命负责任
——这就是他们想要的妻子

　　2012 年 10 月 29 日，纪博雅又来到我的咨询室里。这次她的气色和神态里都多了几分悠然，不再像从前那样纠结和焦灼。

　　她说："朱医生，目前这个阶段，我想解决的是我婚姻的事。这些日子，我一直在想我和林世伟的事，在想，这个婚，我是离还是不离？"

　　"嗯，你是怎么想的？"我问。

　　纪博雅叹了口气，软软地靠在沙发上，没接我的话茬，而是望着天空出神："朱医生，你知道吗？我真的变得柔软了。我比以前能哭多了，很容易就能流出眼泪，而不是像从前那样，一开始是不认为有流泪的必要，后来又是想流泪却流不出。"

　　"前两天晚上，我在家看了一部电影，名字叫《亲爱的》，我看着看着，就对着电视痛哭起来。"

　　"这部电影演的是有关拐卖儿童的故事，展示了亲生父母失去了自己的孩子是多么痛苦，而那些收买了儿童的人心情又是多么复杂和矛盾。"

　　"我也是一个 4 岁多孩子的母亲啊，我简直不能想象我的孩子被人拐卖后我会怎么样！我想，我肯定会天天提心吊胆，想着我的孩子是不是得到善待了？他们没让她受苦吧？一想到她可能会受苦，我就痛不欲生。"

"看到这里，我忽然想到，'爱情'也是一样的！"

"除非蒋霍然和他女友因为他俩之间不可调和的矛盾而自动分手，否则，即使他选择了我，我也是通过'偷'或者是'抢'别人的幸福来成全自己的幸福，就像那些没孩子的人，通过各种渠道得到别人的孩子一样！"

"不，我绝对不能这样做。己所不欲，勿施于人。我不想痛苦，但不能靠让别人痛苦来解除我的痛苦，要幸福的话，我要靠自己创造。"

"我要等那个能够欣赏我、善待我的人出现。即使到了一定时候，那个人还是不出现，我也可以继续快乐地生活，就像那些没有生育能力的夫妻一样，即使没有孩子，生活也可以有别的内容。"

"在看这部电影之前，我有几次想到自己和蒋霍然交往的时候，会有懊悔和怀疑，会想：如果我不是这样别扭，而是坦然顺从我的感情、执着追求，现在我和他的关系可不可能就会是另一个样子？"

"但看完这部电影后，我这样的想法就彻底打消了。不管别人是怎么做的，我自己都要做到问心无愧。不能把自己的快乐建立在别人的痛苦之上，这是良知。同时我也相信，能离得开的、需要抢的，都不是爱。"

"挺好的，我和蒋霍然的事，基本就算结束了吧，我现在想处理的是和林世伟的婚姻问题。和蒋霍然的这件事让我意识到，我一边享受婚姻的便利，一边想得到自由爱情的权利，这本身就是很自私的行为啊，至少按我们国家的法律道德来看。"

"嗯，那你准备怎么处理呢？"我问博雅。

她摇了摇头："我还是有点儿事到临头，又有些退缩的劲儿，但我也明白，这事是必须得处理了，要么是和好，要么是分开，再拖下去，对谁也不好。10 月初，我这次回去前，对林世伟提了一下这个事，但到现在也没得到他的任何回音。"

"你说这个人是不是很奇怪？5 年前他就出轨了，然后到现在，不回来挽救婚姻，也不回来离婚，他这么拖着，是要干吗呢？"

作为一个年届 30、还没能步入婚姻殿堂，渴望能有一个稳定温暖的家，同时非常喜欢看到大团圆结局的我，这个时候完全忘记了心理咨询师应该保持的客观中立的立场，表现出了极大的倾向性，情不自禁地说："从你所讲到的有关林世伟的情况来看，我感觉你并不恨他，你俩是有感情的，而且，他对你比蒋霍然对你认真多了，要不然，你们还是和好吧。"

所幸的是，话一出口，我就意识到了这样说话的不妥之处，于是我立刻又说："这不是心理咨询师的意见，这只是我的个人见解。"

纪博雅似笑非笑地望了我一眼，点点头："你放心，我知道的。而且，就算你是心理咨询师，我也不会被你的意见所左右。你要记得，我可是个一言不合就能直接把心理咨询师开掉的来访者哟。"

我惭愧地点头："是啊，是啊，我早就领略到了你的强大，你是有力量的。"

纪博雅笑了笑，继续说道："你刚才说的那句话没错，我和林世伟是有感情的，或者说，曾经是有感情的。我俩已经认识 10 多年了，结婚到现在也有 7 年了，我和他之间发生过很多事，别的不说，至少我们有共同的孩子，这一点无法抹杀。"

"这段日子我反反复复在想，想了好多遍，我俩是否能复合？复合后的未来是什么？但我思来想去，意识到，我俩完了。"

纪博雅叹了口气："这 5 年来，我变化了很多，可是，他丝毫没变。"

"不但是对我依旧没有半点儿认可，反而是各种要求，而且，也依旧不认为他需要为婚姻付出些什么。"

"我想了想，如果我俩继续相处的话，插科打诨、说笑话扯闲话都是没问题的，但是，一遇到正经事，比如商量商量家里的开支预算啊，我父亲病了让他送个医院啊什么的，就会让他很心烦，没法共同承担。可谁家过日子没个正经事呢？谁能每天竟扯些闲话？要听笑话，到德云社买两张票也就听了，也不是非得家里有这么个人啊！"

"朱医生，你说是不是？"

我汗颜，老老实实答道："博雅，我没结过婚，不太了解婚后生活的内幕，这个问题，我不敢随便回答。不过，我想问问你，既然你都想这么清楚了，你心里过不去的那个坎儿在哪儿？"

纪博雅坐起身，露出不太愉快的表情："我不太理解林世伟和蒋霍然的择偶标准。"

"照林世伟目前说的和做的看，他所认可和需要的，就只是一个顺从他的、能照顾好他生活的女性。只要那个女人做到了这点，即使又去和别人上了床，他即使为此痛苦，也愿意和她在一起。而蒋霍然，居然也是这样，这让我愤怒。"

"蒋霍然说我不了解他和他女友的实际情况。呵呵，可能他俩是怎样相处的我确实不了解，但是那个女孩是个什么样的人，我却去了解过。"

"我知道那女孩的名字，也见过那女孩照片，所以，我去百度搜索了一下，看到了那女孩在某某社交网上的信息。那女孩在那个网上转发了1 000多个帖子，你能猜出这些帖子的主要内容吗？"

"几乎全是明星的八卦，比如谁整过容、谁和谁好了、谁在夜店里怎么怎么样，以及一些以吸引人眼球为目的的小道消息，比如说精神病人在路边被性侵什么的。"

"朱医生，别说选择这样的人当我的妻子，就是她来当我的朋友，我都不愿意。我对我的同事说，如果中国男人，尤其是出色的男人都选这样的妻子，那么，中国真是没指望了。"

"什么样的母亲造就什么样的孩子，什么样的孩子造就什么样的国家。你知道胡适吧？"

"他是中国新文化运动的领袖人物，毛泽东主席都自谦为他的学生。可他的妻子江冬秀是什么样的人？一个没有文化的小脚千金，在胡适提出离婚时，能径直把一把刀扔向胡适，并且以杀死两个儿子做威胁，使胡适不敢再提离婚。"

"她对子女的教育是什么样的？"

"她终日迷醉于麻将桌上，女儿未成年便因病去世；小儿子胡思杜生性好玩，不爱读书，在美国8年，转了两所大学也未毕业；大儿子胡祖望虽大学毕业，但终身也不过就是一名普通的工程师。胡适之风，自此在胡家断绝，这是不是国家的损失？"

"胡适有位朋友名叫陈衡哲，她是中国历史上第一位女硕士，中国新文学运动中第一个用白话文写作的女作家，是执教北京大学的第一位女教授，也是出席太平洋国际学会的第一位中国女学者。杨绛在《怀念陈衡哲》一文中称羡陈衡哲'才子佳人兼在一身'。"

"20世纪30年代后期，陈衡哲正当事业辉煌之际，经历了胡适的女儿素斐因母亲养护不力染病夭折一事，她为此痛心不已，也由此想到了自己孩子的培育，便毅然辞去教职，开始做一位全职母亲，专心教育3个孩子。"

"后来她的长女任以都，20世纪50年代获美国哈佛大学历史学博士，是把中国明代科技名著《天工开物》译成英文的第一人，后来成为宾夕法尼亚州立大学第一位华人女性终身教授。次女任以书，毕业于美国瓦萨大学，大学毕业后，回国照顾双亲，任教于上海外国语学院。小儿子任以安，获得哈佛大学地理学博士，1992 年任全美地质学会会长。"

"林世伟愿意去和没有节操的女人结婚，我将就也算能理解，因为他本身见识的世界也就那么点儿，可蒋霍然呢？他读的书、见过的世面要比林世伟多太多了吧？他居然也会做如此选择！"

"这意味着什么？是不是意味着，从此女性都不要看书学习了，整天只要学会缝纫和烹饪，学会打理家务，学会在床上配合男人，就万事大吉了？因为如果她们打造自己的话，反而会被心仪的男人嫌弃。"

"如果世界真的往这个方向发展的话，女性的地位将来会产生什么样的变化？"

"我是女人，你是女人，我的女儿也是女人。朱医生，你认不认为，我说的这些话是吃饱了撑的，是从茶叶蛋扯到原子弹的无稽之谈？或者，是狐狸吃不到葡萄反说葡萄酸的嫉妒？"纪博雅咄咄逼人地盯着我问。

我意识到，纪博雅现在对我的这种情绪，并不是因我而起，因为我还什么都没说呢。她是在和她心目中的一个假想敌对话，那个假想敌，在她以前每次发表类似想法的时候，都会对她冷嘲热讽，这使纪博雅非常愤怒。

现在，如果我要求她立刻冷静下来，或者指责她不该对我愤怒，估计反而会更加激怒她，让她感到不被理解和接纳，导致这场谈话不欢而散。于是，我选择了避其锋芒的做法。

我回答她："博雅，有关这个问题，我还没想过。"

纪博雅不放过我："好吧，那你现在怎么想？"

纪博雅需要的是什么？

我回顾着我俩交往以来她的种种表现，再次强烈地感觉到，她在此刻，需要的可能只是一份被看到、被认可的感觉。

于是我严肃地回答："博雅，你想问题的这个角度是我以前没考虑到的，所以，你一下子问我，我回答不上来。不过，现在随着你对我说这些，我对你的了解更深了。我意识到，你和一般女性不太一样，你似乎有更强的社会意识。在我发现到这点时，我也忽然认识到，你对蒋霍然的感情比我原先设想的要深，你在他身上寄予了很多美好的期望。"

纪博雅摆摆手，没有搭我提及的有关蒋霍然的话茬，而是接着刚才的话题说道："我告诉你我最后是怎么解决我这个心理冲突的。"

"我去百度了几个中国知名人士的妻子，看了看她们到底是些什么人。外国名人的我不看，因为我知道外国人在这上面一向比中国人头脑清楚。比如比尔·盖茨，他选择婚姻的时候就很理智，克林顿也是一样。"

"我查到的这些中国知名人士妻子的情况分布不均匀，但是还是有几个人名让我感到欣慰。"

"比如马东敏，比如张欣。"

"马东敏，百度总裁李彦宏的妻子，毕业于中国科技大学少年班。她和李彦宏认识时，正在美国新泽西州大学生物系攻读博士学位。"

"张欣，潘石屹的老婆，英国剑桥大学的经济学硕士。"

"朱医生，这些数据总算让我舒服了一点儿。也就是说，即使蒋霍然执意选择他那位女友，也并不意味着出色的男子，或者说，以我的眼光定义的出色的男子，就一定会做和他一样的选择。"

"蒋霍然的选择只能说明，他没有我想象的那样出色。至少可以表明，他在婚恋观这方面是缺乏深入思考的。"

"我不太相信蒋霍然真的是个欣赏水平就在他女友那个层次的人，因为他的微博朋友圈里转发过一篇专门记述柳青——就是柳传志女儿故事的文章。可是，如果明明欣赏的是柳青那样的女人，却最终选了他女友那样的人做妻子，这也只能说明蒋霍然心理有问题，至少是不够自信。他发自内心地认为，自己只配得到那样的伴侣，更好的，他不配。或者是，他根本就没有为了得到一些更珍贵的东西而自愿约束自己不良行为的能力。"

"我们无法改变一个人对自己的认识和做法，除非他自己愿意。而即使他愿意，这个改变也需要一个过程，需要时间。我如此，林世伟如此，蒋霍然也如此。我们每个人，都要为自己的选择负责。"纪博雅说到这里后，总算停下了慷慨激昂的发言，长舒了一口气。

我这时候已经确信，刚才在纪博雅对我咄咄逼问的时候，我的反应方式是对的。纪博雅缺乏的从来就不是所谓的理性思维，而是别人对她情感的容纳。

看到纪博雅平静下来后，我又问了纪博雅一个问题："十一期间，你给我打电话，说的也是不愿意让蒋霍然和他女友结婚的话题，后来，这件事你怎么处理的?"

纪博雅想了想，说道："当时你说了一句话，你说，既然这件事与我无关，我那个姿态算什么意思? 既然我不要，我不是为我自己，我干吗要管人家呢? 我是在干吗啊!"

"你这句话点醒了我，我意识到，我就是在假撇清，在故作清高，我还不如说，蒋霍然，就是我想要你，你别和她好，你和我好吧。"

"我真的好虚伪啊!"

"当我意识到这点后，我当时就泄气了。"

"泄气后，虽然痛苦没有一开始那样强烈了，但我还是心里难过，焦虑不安。我就去问我姐姐，我先是对她说我很痛苦，然后问她有没有什么话想对我说?"

"我姐姐说,她没什么可说的。她要说的话,想来我也是知道的,她不愿意说出来后招致我的情绪发作,她不想做我不良情绪的承受者,所以她选择不说。"

"她这样说让我特别生气,我就想立刻转身走掉,或者对着她大喊:'你还什么都没说,怎么就知道我会有什么样的反应?你凭什么这样臆断我?'"

"但是我又想到,我这样做是不合适的,这是一种儿童的行为、任性的行为。现在是我想和人家沟通,凭什么还要人家上赶着、顶着雷地来关心我?于是我就'忍气吞声'地继续跟着她,问她:'你是不是很看不起我?'"

"我姐姐用一种看很可笑的人的眼光看着我,说:'你不是很痛苦吗?怎么还有时间来关心别人的想法?要是我,我自己已经够痛苦的了,哪儿还顾得上别人的想法?'"

"她这样一说,我立刻愣住了,对呀,我在乎的到底是什么呢?是别人的想法,还是我自己的感受啊?这都到什么时候了,我还在这儿想别人的看法呢?我还在这儿斟酌我的做法的对错呢?我到底要的是什么呢?"

"人的惯性真的非常顽固对不对?在我心里,即使都有了'得成比目何辞死,只羡鸳鸯不羡仙'的冲动,但同时依然会惦记着别人对我的评价,想来,蒋霍然也是这样的吧?要蒋霍然不在乎社会评价实在太难了吧?"

"想到这个,我浑身的斗志又消失了大半,就像没了骨头一样躺在我姐姐家的沙发上出神。"

"我姐姐继续对我说:'你总是这样,和那些匹配不上你的人纠缠,他们不过是在你这儿汲取营养而已。在我看来，你是自寻烦恼。'"

"姐姐的话让我陷入沉思，我想起我选择的男人们。我选的男人们，在大家看来，都是远远和我不能匹配的人。这里的匹配指的不仅仅是社会地位、外貌年龄什么的，而且更是思想的丰富度和深度。我这些选择无一善果。那么现在的我，还准备这样做吗？"

"不，我不准备了。我不要玩养成游戏了，我需要的是，在我和那个人相遇的时候，他就已经是那个样子了。"

"想到这些后，我的难过又减弱了一些，但是还无法完全消除，我的胸口还是很闷。"

"我问自己，我为什么这么郁闷？是不是因为我嫉妒蒋霍然的女友，嫉妒她对他那么不好，他还对她不离不弃，上赶着受委屈？"

"可是这一点，其实前几天我已经想过了，那就是佛家的话：'各有前因莫羡人。'我怎么知道她当年付出了什么？或者她上辈子又做了些什么？这不是我难过的理由。"

"那我到底是为什么在难过呢？"

"既然我都知道了我俩各个方面都不合适，对方不爱我，我也不足够爱对方了，我还难过个什么？这个问题埋在我心里好几天，在它没解决之前，我也难过了好几天，就像网络上常讲的那句话——我心塞。"

"直到我回到北京上班后，整理我的咨询案例时，忽然翻到了我的一名年轻的男性来访者的咨询记录，我忽然发现，我做的就是他一直在做的事啊！"

"这位来访者喜欢上一个女孩子，但那女孩子不断地糟蹋自己，和各种'人渣'纠缠不清，然后收了他的钻戒，接受他的各种照顾，好像承诺他了，事后却又反复无常，最终对他声色俱厉地坚决拒绝，说是他在纠缠她，她一直只是出于无奈，不愿撕破脸才勉强和他周旋的。"

"想到这件事后，我一下子就明白什么了，我在心里狠狠地骂了自己一句，然后问我自己，我和这位来访者，有什么区别？"

"我和他喜欢的那个女孩子会谈过，在会谈中，她对这个男生没任何意思。让她苦恼的、占据她的思想的全都是别的男人、别的事！这个男生，压根儿不符合这个女孩的择偶标准。这女孩对他的感情，至多是受伤后偶尔依靠一下罢了。"

"我想起我对这个男生说的话，我对他说：'你这样无怨无悔地对待她，不是为了她，是为了你自己。是你不能离开她，不是她不能离开你。'想到这里，我的心就豁然开朗了，我看别人那么明白，怎么看自己就这么糊涂呢？"

"对方决定怎么生活，和我何干？那是人家自己的事。"

"这不也是你在电话里对我说的话吗？你当时说的就是——'那是他的事，和你有什么关系？'"

"果然是没关系的。"

"想到这个后，我的难受几乎一下子就烟消云散了。"

"真是当局者迷啊！我虽然一直说不要做让自己感动、别人难受的事，但我实际上的行为，也就在那边缘，离那不远了。"

"这时候我再去想蒋霍然的婚姻这件事，发现我那么不能释怀，可能还是因为我对蒋霍然的移情太严重了！"

"我总在心里觉得他就是曾经的我，我认为自己现在已经被毁掉了，再也不能得到自己想要的那些了，但，他还年轻！他想做一切都还来得及！我认为，他如果幸福了，那就等于间接弥补了我的遗憾！"

"可实际上，蒋霍然不是我！我完全搞混了我俩的界限！"

"当我想到这一切的时候，我感到了疲倦，我不想再想了。"

"有些事，不是我所能改变的。我们每个人的功课只能自己做，每个人需要先为自己的生命负起责任来，而不是打着警察的旗号，去满足自己的心理需求！"

"所以，现在，我已经下定决心离婚，并且，也不再为蒋霍然牵肠挂肚了。"

第二十六章
不被许可的爱——梦中的告别

2012 年 11 月 5 日，纪博雅坐在我的咨询室里，对我说道："昨晚我又做了和蒋霍然有关的一个梦。"

"梦里好像是暑假，我住在爷爷家。这个爷爷家和我小时候的爷爷家不是很像，好像是在海边，有个很大的木屋子，还有几个小孩子跑来跑去。我的爷爷对我也不像原来真实生活里那样严厉，而是比较慈爱的样子。"

"海水是淡蓝色的，有白色的浪花，沙滩上的沙子细腻，远处隐隐约约有山，气氛温馨清淡，嗯，有几分像'外婆的澎湖湾'那样的感觉。屋子很大，有好几个房间，每个房间都十分宽敞。整个地面是架空在沙滩上的木地板，平滑干净。"

"小孩子们有穿红衣服的，有穿蓝衣服的，还有其他颜色，都是温暖舒缓的颜色，岁数在十来岁左右，有男有女，似乎是我的堂弟堂妹们，哦，实际生活里，我并没有这么小岁数的堂弟和堂妹。"

"我和孩子们有点儿心不在焉但也不乏愉快地玩了一会儿后，觉得不想和他们再玩了，就站起来离开了他们，走进另一个房间，想去收拾我的衣物提前返校了，学校里还有很多事等着我做呢。我在梦里也不清楚我的身份是老师还是学生，反正就是想回学校。"

"我收拾衣物的时候，透过我房间的门，看见不远处的木制走廊里，靠着窗户席地坐着一个干净清爽的少年。他十七八岁的样子，眼神有些忧郁地望着我。我好像和他有些关系，我心里的感觉是，我喜欢他，和他很亲近。"

"但是，他的忧郁不是为了我，而是为了他刚刚的失恋的女友。他喜欢的是别的姑娘。他似乎是想和我开始一段新的关系，但是又不能保证自己会忘了那个姑娘。他知道我要走，他不想让我走。"

"我叹了口气，走到他的身边，俯下身去亲吻他的双唇。他的唇清爽温暖，他也回应着我的亲吻。亲吻的感觉很好，很舒服。这是个亲近的吻，不是带着情欲的吻。吻完后，我直起身来，用手摩挲着他的头发，望着他的眼睛。他没有说话，但眼中流露出希望我留下的神情。"

"可是他只是希望我陪着他，而不是爱我。如果那个姑娘回来，他不排除有自己再和那个姑娘和好的可能，甚至也不能排除他再去找那个姑娘的可能。我看出了他的犹豫，所以，虽然我什么都没说，但是我还是决定返回学校。"

"这个梦在这里结束了。"

"在整个梦境中，我的心情都比较平和。梦里的我，比现在年轻，最多25岁，也可能只有十八九岁。在这方面，我没有太留心。"

"你觉得这个梦反映了什么？"我问纪博雅。

纪博雅惆怅地笑笑："表达了一种我和过往的和解吗？"

"你知道，我原先和我爷爷奶奶的关系不好。不过，我想，我从内心里是希望他们爱我的。自从他们去世后，这十几年来，我梦到他们不止一次了，而且每次梦里，我们都是和平状态。"

"我爷爷去世后，我考上大学，重回奶奶家，看到曾经属于他的那些书的时候，对他也不无缅怀之意。我对我俩的关系感到非常遗憾，假使不是因为我和他之间有过那样深的过节儿，我本来可以聆听他更多的教诲，我的人生可能会发展得更好。"

"还有那些小孩子，我原先很厌烦和小孩子们一起玩耍的，这次梦里，居然没有厌烦的心情了，他们也没有故意捣蛋和捉弄我，我们和谐相处。所以，我觉得这应该是一个和解的梦吧。"

"至于那个男孩子，可能是蒋霍然。虽然他的样子不是蒋霍然真实生活里的样子。不过，因为我在梦里的岁数变小了，所以，出现了一个蒋霍然少年时的形象也是能理解的。我俩的互动，反映了我虽然想爱他，但是既然他不能爱我，我就不想再继续等待了。但是，我也不是要抛弃他，或者割断和他的关系，你瞧，我不是还让他继续待在我家的木屋里吗？等他想好了的时候，他还可以去找我。或者，等我放假回家的时候，我们还能再见面。"

"我也认为，应该就是这个意思。"我点头，同时忍不住说道，"博雅，可能是因为你在我面前提到蒋霍然的次数太多了，前几天晚上，我也梦到他了。梦里的他，玉树临风，英俊儒雅，事业出色，还特别温柔体贴，对感情坚贞不移。"

纪博雅笑起来："不，那不是他。"

"我知道啊，"我说道，"我梦里的那个人，就连长相都和你给我看过的照片不一样呢，可是我的感觉就是，那就是他！"

"哦，那就是说，在我的心目中，无论事实是什么样的，我感受到的，或者说我期望的蒋霍然一直是你心底的这种样子。我通过种种信息的流露，让你不由自主地在心底塑造了一个这样的形象。"纪博雅了然。

"是的。"我点头。

"那我得小心了,"纪博雅笑道,"看来我喜欢的根本不是蒋霍然本人,而只是一种我心底的盲目想象。"

纪博雅说完这句话后,又停住了。她想了想,开口道:"你知道吗?朱医生,我自从和蒋霍然结识后,隔三岔五地就会做到有他在里面的梦。到现在,前前后后,这些梦得有十来个呢。这些梦,每一个都会向我揭示些什么。"

"我今年6月底还做过一个梦,当时蒋霍然不是说要来和我在一起吗?这个梦就是在那个时候做的。"

"在那个梦里,我俩好像约好了要在什么地方见面。那地方似乎是个开放的、有花有草的公园,但我走到那个地方时,蒋霍然还没有来,我就在那儿等他。但不知不觉中,那花园不知怎么回事,又好像变成那种边上有绿化的小广场了,一大群大妈正在跳广场舞,我反正也是在等蒋霍然,就顺便站在一边看着。"

"看着看着,其中一位大妈不知怎么对我发生了兴趣,好奇地走上来对我东问西问。我本来是漫不经心地回答着她的问题,但说着说着,我忽然意识到这位大妈其实不是别人,正是蒋霍然女朋友的妈。"

"我不知道她怎么知道我是谁的,但既然她想打探我的个人信息,我就告诉她呗。我就很骄傲地告诉她我的学历如何、职业又是什么。"

"然后这个大妈又凑过来看我的衣服,认为我的衣服不错。我心里却觉得很遗憾。因为我的外衣虽然穿的是些名牌,可都是些旧衣服。我觉得这些衣服过时了,没什么可炫耀的。我非常想告诉她,我里面穿的那些内衣更昂贵、更新,但是我又没法告诉他,我总不能在大庭广众之下脱衣服,或者把内衣暴露出来专门给人看,说'你看我里面的衣服更让你咋舌，更能让你自愧不如'吧?"

"谈了一会儿后，这位大妈不知怎的，匆匆就要上旁边一座居民楼，我感觉她是要叫她女儿下来看我。我有种感觉，当时蒋霍然就在楼上和她女儿在一起。到时候她女儿下来了，蒋霍然下不下来? 如果蒋霍然也下来，看着这母女两个人攻击我一个人，他怎么办?"

"他如果劝阻，也还罢了，如果他沉默不语，任由她们攻击我，那我这张脸往哪儿放啊? 我一想到这里，就觉得最好还是走吧，于是我就逃了。真的是逃呀，我根本顾不上风度什么的，匆匆走到路边，伸手就招出租，但也奇怪了，好几分钟了，我车也打不上。"

"我开始跑，往公交站的方向。心里感觉很狼狈，完全不顾及平常特别在意的形象。我必须逃离被市井妇女围攻、无从躲避、无人保护的可怕局面。跑的时候我还想，哈，纪博雅，原来你也有扛不住、维护不了你仙女形象的时候?"纪博雅苦笑："在梦里，我感觉自己这样很丢人，现在也是。"

"然后，我正跑着，忽然一个熟悉的声音从身后传过来：'上来吧。'我回头一看，蒋霍然骑着一辆自行车从我身后赶来了。嗯，能梦到这个，估计是和他以前说过的要骑着自行车去公交车站接我的话有关。于是我就很自然、很顺畅地坐到后座上，然后搂住他的腰，很安心的感觉。"

"蒋霍然边骑边对我说：'和她在一起无聊死了。'按我的性格我该反唇相讥一下，说些'那你不是照样选择和她在一起吗'这样的话的，但是我没有，好像已经默认了，这就是现实。我甚至觉得，我该为蒋霍然能来给我解围感到欣慰，想来他从那对母女身边脱身也是不易。"

"蒋霍然一直送我到学校。嗯，在那个梦里，我也比现在年轻一些，好像是个大学老师，住在学校的单身宿舍。然后蒋霍然躺在我宿舍的床上休息，我站在床边看他。他的衬衫袖子是挽起来的，露出了胳膊上的几道浅纹，我就问他：'那是什么?'"

"他带着很厌弃的神情说：'是胎记。'然后又把身上其他几处的胎记找出来给我看。有一处胎记是在他的膝盖附近，在我看来不过是些浅浅的白痕，但他静静地对我说：'很疼。'神色非常认真。"

"我当时做这个梦的时候，对这个梦里的一些内容心里是清楚含义的。比如说，我对我的外衣，'昂贵，是名牌，却过时了'的想法，大概是指我对自己年龄外貌不满，我心里有自己年纪大了，虽然看上去样貌还不错，但依旧和蒋霍然不匹配的自卑感。而'里面的衣服更昂贵，还是新的，却又无法给人看'，反映的大概是，我认为自己的内在还很青春，更值得骄傲，却又无法展示给众人，无法让别人明白，无法得到那些大妈所代表的社会的认可吧。"

"而我的逃跑，则反映了我还是害怕社会对我的攻击的，我不相信我有和这些我害怕的事抗衡的足够力量，或者即使我能抗衡，我也不想把事情弄得那么尴尬。同时，我对蒋霍然也是不相信的。在梦里，他还是和他女友在一起，虽然他说和她谈分手，但实际上，他没那么做。也正因为如此，所以我不认为他能勇敢地站出来庇护我，我不想亲眼看到打碎我对他的幻想的尴尬场面，于是我逃了，采取了一种回避的手段。"

"至于他骑车来送我那一段，看来应该是我领会到了他不愿意让我受伤太重的情意，他也是有愧疚的，想尽力保护我，只可惜他保护的方式也只能是这样。他采取的方式是送我走，送完我，他是要回去的。"

"他的选择已经很明确了。他不愿意为了和我在一起，割舍现在的生活。后来事实的发展，也确实就像我的梦一样。"

纪博雅叹了一口气："他的'胎记'或'伤痕'的那一段，在梦里，他说'很疼'的时候，我在梦里很不以为然，会想，那不都过去了吗？留下的痕迹都很浅。可是现在，我领会到了这个情节的含义，而且，我真真切切领会到了他说的那种疼。"

"那些胎记，就是他不能接受自己的地方，他是真的为它们痛楚。他心里过不去，他需要被人看到，被呵护和关怀，虽然他平时表现出一副漫不经心的样子。想到这些，我感到我很对不起他，我没能在他向我袒露伤口的时候好好关心他！"

"我没任何意思，只是回忆到这些而已。"纪博雅叹了口气，似笑非笑，好像是在嘲笑自己，又像在嘲笑命运，她说，"我只是想到我之所以没得到感情上的圆满，是不是因为我对这方面从来就是不注重、不敏感的？你都不在乎的事，你怎么会为它努力呢？而你没有努力过，又凭什么去享受丰盛的成果？"

纪博雅说到这里，再次叹了口气，坐在沙发上出了一会儿神，不知道在想些什么。

片刻之后，她再次开口："朱医生，你觉得我们的咨询是不是可以告一段落了？无论是和林世伟，还是和蒋霍然，我认为我对于这些感情上的事，都处理得差不多了。我想，我不该再在这里做过多的停留了，我想往前走了。不知道你的想法是什么？"

我观察着纪博雅的神态，回忆着纪博雅近一年来工作、生活、精神状态，和她对我叙述内容的发展变化，认为她的意见可以采纳，即使我们的咨询不是立刻结束，也可以进入一个总结阶段了，于是我点了点头，说："没问题，我同意你的看法。那么，这次我们就试着做个总结？总结一下，你对咱俩之间的咨询的看法？"

"好的，"纪博雅点头，"我认为，我在你这儿得到的最大帮助，就是得到了许可。"

我点点头。

是的，在我看来，我对纪博雅做得最多的，确实也就是这件事，那就是，对她毫无批判。也许开头的时候，我对纪博雅做了一些牵引，但是，剩下的所有的路，都是她自己走的。

她聪慧、勇敢、执着、顽强，虽然成长的道路荆棘密布、艰难曲折，有时候还会绕回到开始的地方，但是，她还是坚持下来了，并且取得了进步。

永远不要忽视来访者自身的力量。

纪博雅回忆着："我还记得最初我想和你建立咨询关系的时候，那应该是我最痛苦的时候。那个时候的我，感受到了蒋霍然的拒绝，我想离开、想放下，却又舍不得、做不到。我的理智告诉我，离开是最好的选择，对人、对己皆有利，但我在感情上却不舍。"

"我非常矛盾。一开始，我还是准备自己忍耐。如果我自己能忍耐，我就绝不会去麻烦别人，一般中国人大概都是这样的吧？但是，我没想到我忍耐不了。"

"我当时对自己情感的觉察能力也相当低。因为我一向不认为情感应该在人们的生活中占据那样重要的位置，所以我还认为我为这件事那样痛苦很丢脸、很没必要。"

"但是你主动来关心我，主动向我表示你可以倾听，你有时间陪伴我。你的态度也无处不向我表露，你不认为我可笑，你能体会到我的痛苦。所以，我感到了极大的安慰，我对自己也不是那样不能认可和接纳了，我也开始允许我为这件事痛苦了。"

"然后，沉浸在痛苦中，寻找各种痛苦的心理原因的过程中，我对自己的了解越来越深入。我意识到，我其实是个非常渴望与人产生情感的人，但是，我却一直无意识地屏蔽了我的情感，因为，我不愿意痛苦。而当我愿意接受这些痛苦的时候，我的成长也就开始发生了。"

"在我心理成长的过程中，我不断患得患失、反反复复，是你一直陪伴我，不断对我说：'相信你的感觉，体会你的感觉，试着跟随你的感觉走。'你不断问我：'你怕的到底是什么？那些东西真的有那么可怕吗？'"

"在这样的许可和陪伴下，我仔细体会我的感觉，认真审视了我害怕的那些东西。结果我发现，我害怕的那些东西，都是我曾经反抗过、也取得过胜利的东西。"

"比如，我说我怕没钱不体面，所以不敢和蒋霍然在一起，但是实际上，自从我大学毕业经济独立后，我虽没有大富过，却也从来没有经济短缺过。我手里永远会有积蓄，额度能够保证我至少一年不工作。而且，原先我和林世伟在一起的时候，不也是租房子住的吗？怎么和蒋霍然就不能了呢？"

"至于我反反复复提到的岁数的差距，也没那么可怕。林世伟就比我小6岁，原先我俩关系好的时候，又有谁对此说过什么呢？我们邻居和同学里还有人认为他配不上我呢，即使他家亲戚，也是有人有这样想法的。那年林世伟去给孩子办准生证，提供夫妻双方的信息时，办事的阿姨一看年龄，先是说：'呀，大6岁呢！'后来一看我的学历，立刻就说：'呀，博士呢，换我，我也愿意。'"

"这是不是能说明，社会对姐弟恋的看法并不像我想的那样可怕？吓坏我的，是我自己，是我自己对别人这类事的异议，是我对自己、对对方缺乏信心的反映。"

"再来看看我说的，'我再也不能犯错，让我父母难过，为我担心了'。"

"但实际上呢？我的两次婚姻，都是我自己选择的。结婚前，我父母各种反对，但我还是结了；结婚后，他们全力支持，但在我要离的时候，依然没有阻挠。只要我能开开心心、安稳幸福地生活着，我的家庭就会支持我的。"

"而且，即使我的父母反对我，即使社会都嘲笑我，我实际上也是不惧怕的。"

"我从小就生活在不断地被批评和被否定中，我已经习惯了，而且学会了如何应对。虽然我很不愿意面对这些，尽力回避这些，但是事实上，我最后都能做到抵住压力、不惧嘲笑、执着追求，只要我爱那样东西足够深。"

"回顾了这些，我发现只要我愿意，我是可以把我的生活操控在自己手里的，而我也能承担行为的后果。我害怕的那些东西，没有一样能实际威胁到我。"

"当这些问题都解决后，我还在怕，还在躲这份关系，我就问自己，我怕的到底是什么？"

"我怕一旦和蒋霍然真正建立亲密关系后，他就会看到我不尽如人意之处，然后离我而去。可是我也想到了，在蒋霍然心里，本来的我可能也没那么高大上，他可比我接地气多了。把纪博雅视为不食人间烟火的完美仙子来要求的人，其实只有我自己！"

"总结了这些后，我发现，我原来以为的所有对我想要的爱情的阻碍，其实都只是我自己的胡思乱想，是我自己不敢面对、承担生活的理由和借口，是我只想享受爱情的便利，却不想付出爱情中的代价的烟幕弹。"

"我没有那么无奈。不许可我去爱的，不是别人，恰恰是我自己！"

第二十七章
咨询结束中——从碎片到整体

2012 年 11 月 19 日，是我和纪博雅约好的结束阶段咨询的第二次时间，当天下午，纪博雅提前到达了。

这一天，纪博雅上身穿一件颈部镶着蕾丝花边的纯黑色毛衣，下身穿着一条紧身包臀的黑色毛呢裙，足蹬一双鲜红色的中靴，披着一件鲜红色滚黑色大毛边的披风，薄施脂粉，淡扫蛾眉，轻点朱唇，如一团烈火一样，从医院的走廊里一路"烧"到了我的咨询室，一路上，不知"灼伤"了多少眼球。我去关上诊室大门的时候，还漏进来几道来不及收回去的惊艳目光。

我请纪博雅在沙发上坐下，一边给她倒水，一边感叹："博雅，你这是要干吗？不给我们这些剩女活路了吗？"

纪博雅眼波流转，粲然一笑："好久没打扮了，稍稍打扮一下给你瞧瞧。"

我也笑了："大可不必。我爱的是你的本质，你打不打扮，都丝毫不影响你在我眼里的魅力。"

纪博雅笑容绽放："朱医生，你什么时候也学来了这油嘴滑舌的一套？"

我面容严肃："谁说我是油嘴滑舌？我是非常严肃认真的。"

纪博雅笑不可抑。

说笑了一阵后，我俩进入了正题。

纪博雅很愉快地告诉我，"朱医生，我发现，我现在比以前能调节自己的情绪了，也能真正主动体贴别人了。"

"哦，这话怎么说？"我问。

纪博雅告诉我，她今天打扮成这个样子，是为了参加一个政府项目的招标会，想表示对专家们的尊重，顺便发挥点儿女性魅力，看能否帮助中标。结果，不幸的是，可能正是因为这身装束，反而在招标会上受到了评审主要专家——一名老年女性的"碾压"。

对方语气倨傲、极不耐烦，根本不等纪博雅汇报完就打断她，然后各种批判她们的项目。对方这种态度比起她对之前那几个竞标者的态度反差过分大了，而她之前的那位竞标者和纪博雅是校友，答辩的内容在纪博雅看来，差别并非很大。

唯一有明显区别的，只是双方女性特质的显现程度。那几位女校友，无论是发型还是穿着，根本看不出女性特色，脸上也是毫无装饰，就像从前的纪博雅。

纪博雅感觉到了深深的恶意，却无法反抗。

纪博雅说："按照我以前的思维和行为模式，我肯定是特别沮丧，然后不回应，并且各种自怨自艾，但是今天，我惊讶地发现，我不是了。我很快就调整好了自己的情绪，满脸微笑地接受着她的批判。然后答辩组副组长，一位男专家，还替我们机构说了几句话。招标会结束后，发标方有个工作人员还过来安慰了我。"

另外，纪博雅还发现，在她应对这件事的时候，她居然还想到了，蒋霍然一定也会有和自己一样挫败的时候吧。而当他遭受到重大挫败的时候，他也会沮丧郁闷，想找人安慰的吧。

但是，他能向谁说呢？

纪博雅在那一瞬间忽然体会到了男性的生存状态。

男人们从出生起就进入了持续不断的竞争中，依据竞争结果决定在群体中的位置，就像猴王争霸和交替。他们平时和同伴比，工作时和同事比，明争暗斗和比较时刻都在进行。在这些明争暗斗中，胜了自不必说，但败了就会郁闷，尤其是还受到奚落的时候，而这些，他们的伴侣未必知道、也未必能体谅，可能还会对他们有诸多要求和不满。

纪博雅严肃地说："要是这样看的话，男人们真的很强哪！他们是怎么活下来的？我以前从来都没有从这个角度考虑过问题。"

"当我意识到这个后，我决定，以后和男人在一起的时候，要对他们多些宽容。他们也是人，也挺不容易的，我再也不对他们高标准、严要求了。我估计，等我做到这个后，我和男性的相处，基本上就不会再有问题了。"

"另外，这两天还发生了件事，让我忽然发现，有关和男人的关系，我的认知也一直是有问题的。从小到大，我一直在心里把自己定义成狗尾巴草，不惹人注意，现在想想，我真是大错特错！"

纪博雅告诉我，前两天她回住处迟了，去家门口一个常去的卷饼店买卷饼。卷饼店的老板是一个外形英俊硬朗的大叔，腰细腿长，脸部线条有些像高仓健，忽然问她是八几年的，考虑不考虑和 70 后的他交往。以前在等卷饼的时候，两个人有过交谈，那个人知道纪博雅是单身。

纪博雅对我瞪大眼睛说："这件事让我忽然发现，我对自己的认识有问题。其实对我主动示好的男人很不少，从小学三年级开始就没断过！"

纪博雅伸出手掌，开始扳手指头数数，"问我要照片的、对我说'崇拜'的、肯为我偷东西的、给我写情书的……"她从小学数到中学，从中学数到大学，从大学数到婚后，从婚后数到现在，每一年，每一个阶段，都会有不止一个不同身份和年龄的男士出现，表达希望交往的意图。

数完后，她摇摇头，"然后我忽然明白了为什么那个 MBA 有一次对我说，让我注意一下自己的言行，说我好像总在招惹男人。之前我没认为我在招惹人。你看，我这么多年一直非常朴素，基本全素颜。而且，我在生活中也很韬光养晦，并不积极参加各种社交活动啊。"

"你从来没意识到，你对男性是有吸引力的？"我问博雅，心里感到匪夷所思，即使我不知道纪博雅从前与男人交往的详细情况，但我从这段时间的咨询中，她对我叙述的那些经历里，也能看得出来，这是一个显而易见的事实。

纪博雅想了想，回答道："不是完全没意识到，是没有深想过。"

"基本上，我是矛盾的。一部分的我，知道我是有吸引力的，所以我傲慢和挑剔，不但不主动追求男人，甚至男人追求过来，我还会装傻。平时我不怎么注意修饰和打扮，估计也和这个有关系。我不想招人，我觉得应付男人太麻烦了。但另一部分的我，又莫名其妙地自卑，遇到自己喜欢的人，本能反应就是紧张，不知所措。"

"那么现在呢？"我问。

纪博雅笑起来："现在，我发现，在以前的生活里，我很多地方、很多时候，都是个瞎子。我罔顾事实，即使我看到了，但我就像没看到一样。心理咨询帮助我，让我把我从前看到、但没意识到的那些碎片——整合起来，对自己产生完整的认识。"

"然后，我现在意识到，我从前并非处理不好和男性的关系，而是我并不太在乎和男性的关系，我没有去用心。经过我们的咨询，我目前已经懂得，爱一个人，是去理解他，而不是去要求他；是要给，而不是去交换。如果肯认真经营一份关系，关系就不会毫无原因的腐朽。"

"嗯，你还有哪些收获呢？"我问纪博雅。

纪博雅点点头："还有的。"

她告诉我，原先她还一直认为自己非常平庸渺小，自己知道的事别人都知道，自己的思想境界别人都具备。她不容易相信自己，更容易相信别人。但随着心理咨询的进展，通过她对生活实践的观察、分析，她认识到，就像在异性眼中她绝对不是"一根狗尾巴草"一样，即使放在受过高等教育的人群中，她也不是不如很多人，而是强于很多人。她对生活的见解和态度，已经远远超出了很多同辈人。纪博雅还给我讲了几件事情说明这个认识是怎么产生的。

然后现在对蒋霍然，纪博雅的认识也更新了。

她说，蒋霍然并不是个男神，也不是个渣男，他只是个和纪博雅一样，有优点有缺点、有需求有软弱的普通人。纪博雅用理想化的标准去想象他，就会爱得不得了；而同时又用理想化的标准去要求他，自然会愤怒和失望。也就是说，问题不存在于对方身上，而是存在于纪博雅身上。当她不再用"男神"的视角看待他时，那种刻骨的依恋就消失了，而那种深深的愤怒与痛苦，也不再那样强烈。

她能够认识到，这是段感情；也能接受，这段感情不能尽如人意。

纪博雅还告诉我，她最大的一个进步，就是发现了她原先心理上对自己"男性"与"女性"定位的混乱。以前因为这样的混乱，使得她的行为标准——她评判自己的准则一直没有协调好，因此她就产生了很多困扰。而发现这个问题后，她已经开始调整这个标准，她相信调整统一后，很多困扰应该就会消失了。

纪博雅说到这里，忽然有些迟疑了，她望着我，缓缓开口道："朱医生，刚才和您说到与男性关系的事时，我忽然想起来小时候的一件事。我觉得，我对异性的不信任，甚至我对与男性关系的惧怕，可能和这件事有点儿关系。"

纪博雅的表情有点儿奇怪，她踟蹰了半天，才说道："这件事我不太愿意讲，或者说我根本不愿意想起来，我有点没法启齿，太羞愧了！"

她调整着情绪，然后，慢慢给我讲了一件上小学时发生的事。

纪博雅小学三年级的时候，班长某小帅男忽然向她示好，说长大要和纪博雅结婚，纪博雅非常吃惊。她自认自己家穷人丑，性格也不活泼，为人处世也不懂，每天穿的都是姐姐的旧衣服，不明白对方是怎么看上自己的。

但是，当时的纪博雅还很小、很空白，想的也少，对方既然主动表白，她也就接受了。接受后，两个人就像电影上演的那样，悄悄相约着，在学校隔壁的野草地里手拉着手散了一圈步，谈了谈有关嫁妆的事。接下来的两三天里，纪博雅就陶醉在拥有一个小秘密的氛围中。

可是，残酷的现实迅速打破了小小纪博雅粉红色的少女梦。几天之后，一次书法课结束了，纪博雅手脚慢，没能及时收拾好自己的文具，那个小班长便过来指责她。纪博雅认为，两个人都谈婚论嫁了，对方不该对她这么不客气，就娇嗔地拿着毛笔对着小男孩的脸虚画了一下。

纪博雅只是虚张声势，没有画对方脸的真心，但对方反应迅速，一把夺过纪博雅手里的毛笔，在纪博雅脸上胡乱涂画了好几下！

纪博雅讲到这里，用双手捂住脸，重重叹了一口气："啊！这件事过去将近 30 年了，我现在想起来，还是感觉非常、非常、非常羞耻！！！"

当时纪博雅一下子就傻掉了，伏在桌上无声地哭起来，她觉得天都塌了，她不知道该怎么顶着这么一张脸走回家。幸运的是，有位做值日的女同学默默地、主动地帮纪博雅打来一盆清水，这帮她摆脱了困境。后来的事，纪博雅记不清了，她只记得，自己从那之后，再没理会过那个男孩子。

纪博雅苦笑："朱医生，我没法原谅自己，我觉得我就是在自取其辱，我错误地判断了我俩的关系，以至于给我招来这样一场'灾祸'。也可能就是因为这个，后来，不管是谁追求我，除非是他做了一些放之四海都公认的、能证明他确实喜欢我的事，我才会开始考虑他是不是来真的了，而对方的表现不那么明显的时候，我就会不以为然。"

"和蒋霍然在一起时，他曾非常疑惑地问我：'我到底干了什么，让你不肯相信，我对你动过真情？'他还在我反复对他说'假如有一天你想结束这份关系，你一定要好好对我说，不要用粗暴的态度，不要让我对你有不好的印象'的时候，疑惑地问我：'在你身上发生过什么事情，让你不断地担心这个？'"

"但那时候，这件事我丝毫没想起来，我的大脑有自动屏蔽不愉快记忆的功能。"

纪博雅又若有所思道："这样看起来，以前我对男孩子的'残忍'也能得到解释了。"

"我对他们不真诚，是因为有男孩子曾经对我不真诚，如果按精神分析的说法来看，我只不过是在用我曾经被男人对待过的方式去对待男人，也就是先让他们爱上我，然后再不理他们。"

纪博雅说到这里，忽然沉默了，她陷入了长久的思索。过了好一会儿，她抬起头，用一种思索的神情望向我，喃喃道："我明白了，几乎要全明白了，难道是这样吗?"

纪博雅告诉我，她以前想到这个小男孩的时候，没有细想过，只是感到痛苦，但是现在想一想，她忽然注意到一些以前她忽视了的事实，那就是，这个男孩子这样恶劣地对待她，并非是因为她不好，而是因为这个男孩子本身性格有问题。这个小男孩和纪博雅是一个工厂的员工子弟，他俩从幼儿园起就认识，有好几件事都能说明，这个小男孩从小性格鲁莽。

其中让纪博雅印象深刻的至少有两件事：一件，是他们上小学三年级还是四年级的时候，这个小男孩在家里玩他爸爸的猎枪，自己把自己的腿打了个洞，休养了大半年，因此还留了一级。另一件，是他的死亡。上中学后，一个夏天的晚上，这个小男孩和其他孩子在家属区门口的马路上扒往来货车的后挡板玩，他一个失手，后脑着地，当场离世了。

纪博雅说："照这样来看，他那样对待我，不是因为他故意要伤害我，只是因为他脑子做事不考虑后果。可能，他那样对待别的姑娘，那个姑娘会和他吵、和他闹，或者不吵不闹，但也不认为责任全在自己身上，会认为这个男孩也是有问题的。然后，事情过去了也就过去了。"

"可是，偏偏遇到这件事的是我这只'惊弓之鸟'。我从小在家里受的待遇让我形成了凡事善于从自己身上找原因，只会也只能从自己身上找原因的习惯，于是，我对这事得出的结论就是，是因为我自己太蠢了，才导致了那种悲惨的结局。"

"为了不再蠢，不再被人伤害，我就只能不相信异性对我表现出的兴趣，结果，就是伤害了那么多人，也伤害了自己……"

"可是，如果我因为一个男孩子曾经这样对待我，就认定男孩子们都是这样的，这是不对的啊。"

我为纪博雅鼓掌："当被压抑的东西浮现到意识层面，有些问题就会不治而愈了。"

纪博雅点点头："是的，刚才那件事，我原先想都不能想，现在说出来后，我感觉好多了，不再感到那样羞愧难当了。而再想到和男人的关系，我发现，自己也没那么惧怕了。实际上，只要我愿意、我肯付出，我是可以得到爱的。"

纪博雅说完这番话后，看了看墙上挂着的钟表，深吸了一口气："今天我们就先谈到这儿吧，朱医生，我回去再梳理梳理，然后，等下一次来，我们再继续总结吧。我有一种预感，迷雾即将散去，通往新的世界的道路就在我脚下。"

"另外，下一次我能不能间隔时间长些再来？因为已经到结束阶段了，我感觉好像没有那么多需要整理的东西了。"

我看了看我的工作日历，点点头："好的，如果你方便，12月24日晚上我值班，还是个周四，下午我不走，在这里等你。"

纪博雅同意了。

纪博雅离开后，我把她今天说过的话一一记录下来，我再次领悟到在咨询课上老师说过的话："永远不要以为你的来访者是你治好的，你只是适逢其会。"

"治好你的来访者的，永远是他们自己。"

"他们自己，远远比你更明白他们的问题在哪里，没有人比他们自己更了解他们自己。"

我在我的笔记上填写上我的体会："有时候，来访者所缺乏的，只是一个任他们随意倾诉的环境。"

至少，在纪博雅身上，我看到的就是这一点。

她对这个世界，要的真的不多。

她只是需要有个人倾听她，不加任何批驳。

我们每个人，在世界上要的，是不是也只是这些?

只是一个接纳的怀抱?

第二十八章
幸福在前面招手——我的生活我做主

2012 年 12 月 24 日，纪博雅如约而至，她一进门，先把一个信封放在了我面前。

"朱医生，这是 6 000 元，我的咨询费，"纪博雅说，"我没有记详细的咨询次数，是按大致算的，每次给您算的费用是 300 元钱。"

我明白纪博雅为什么按这个标准付费，因为在我们医院里，专家特需门诊的挂号费，就是 300 元。而按市场上心理咨询机构里，给具有我这样学术背景的新手心理咨询师的定价，也会是 300 元左右。

我收下了信封，真心诚意道："谢谢，这很公平。"

纪博雅说："这下我心里就安定了，和您说话的时候，再也不会有些心慌，担心占用了过多时间，担心麻烦您了。我付费后，会有理所应当的感觉，哈哈哈！"她笑起来。

我点点头，半开玩笑道："嗯，我乐意继续提供保质保量的服务。"

纪博雅笑道："那让我们进入今天的咨询吧。"

在接下来的咨询里，纪博雅给我讲了一个她新近做的梦。

"我梦见回到小时候，我妈妈在厨房做饭，我和我大姐等在一边。我妈妈先给我大姐盛饭，让我等着。给我大姐盛好后，她还是没有立刻盛给我，而是做了另一种不如我姐姐的饭的食物，这时候我生气了，愤怒地从她手里夺过盛饭的勺子，为自己盛了半碗我想吃的食物。我妈妈十分惊慌，仿佛不能理解为什么一直俯首帖耳的小姑娘这么有自己的主张了。"

"我想这个梦大概也展示了一种我心态的变化，表示我要彰显自己的权利，拿回自己的权利，依靠自己，并且不再那样在乎他人对我的'管辖权'的心理变化吧！"

"实际上，当我回顾我以前的人生经历时，我发现，但凡最后让我感到痛苦的，都是我妥协、遵从所谓社会想法的结果，比如我的婚姻；而让我开心的，都是我不怕自己被撞碎，勇于付出代价的成果，比如我的工作。"

说到这里，纪博雅的眼睛一亮："对了，我还得告诉你一件最让我开心的事情。"

她告诉我，上周末，她一位曾经的来访者专门去看望了她，向她表达了思念之情，还给她送了一件小礼物，而这位来访者，在从前的咨询中和纪博雅是有过冲突的，就和纪博雅和我有过冲突一样。

但是，就像我接纳了和纪博雅的冲突一样，纪博雅也接受了和这位来访者的冲突。

冲突不但没有影响她俩的关系，反而促进了她俩的关系，因为她们互相看到了对方的坦诚。

这位来访者还对纪博雅反馈道，纪博雅对她说的有关自己的求学经历，缓解了她的焦虑，让她意识到，人生的事情并不都是一步到位的，很多人都会经历曲折，有过消沉，只是局外人不知道罢了。前途是光明的，道路是曲折的，就看人们自己怎么做。

纪博雅感叹道："我当时对她的劝慰，也是基于我自己的咨询经历产生的。"

"我们在做我和蒋霍然感情分析的时候，不是提到过吗？我对自己的人生是感到遗憾的，我认为我的人生已经没希望了。我想要靠让别人幸福来弥补自己的遗憾，而这种做法，实际上是反映出我不相信自己能靠自己得到想要的生活，这才是一直以来造成我所有问题的根源。"

"现在，我通过心理咨询重新审视了自己和生活的环境，发现，根据目前社会的发展，以我自己的能力，我完全可以靠自己重新生活一遍，在我自己身上弥补我过去所有的缺憾。所以，我把我的体验分享给她，没想到能有这么好的效果。"

"朱医生，我认为那句话说得很对，'我们自己走多远，才能把来访者带到多远'。生活中的一切，都不是白白发生的，它总有其意义，就看我们自己怎么领会！"

"我现在不但能比较完整地看待我自己，而且也能比较完整地看待我的生活。我看到，除了男女之情外，我的生活中还有很多别的内容，有我的父母、我的姐姐、我的孩子，以及我的朋友、我的来访者。我被很多人需要，我也可以帮助很多人。"

说到这里，纪博雅舒展开自己的身体，她深深吸了一口气，对我说："朱医生，我现在的心情很好，非常好！我感觉，我像是又回到了我的初中时代，那是我这一生中最快乐的时光。在那段时光里，我的生活简单、平静、充实、有方向、有意义，好像充满了阳光，就像是晴朗的秋高气爽的那种日子。"

"我知道，我感觉那时的生活充满阳光的原因，不是因为我家经济条件有多好，不是因为我和同学、老师的关系有多好，也不是因为我事事顺遂。实际上，我至今依然能记起那个阶段发生的好多不愉快的事。那段时光的快乐在于，我心境平和，除了读书，生活里好像没有其他的事，而读书这件事恰恰又是我喜欢做的。"

"那个时候，我对未来也充满了希望。虽然我那时并没仔细想过未来，但我却对我的人生有信心，相信自己一定可以过上自己想要的生活。我曾经有一段光阴，丢掉了这些希望，可现在，我的希望又重新建立起来了！"

纪博雅凝视我："朱医生，谢谢你，感谢你许久以来对我的陪伴。这个对未来充满希望的纪博雅，是在你的帮助下才重新出现的。"

我也凝视着纪博雅，久久不语，脑海里浮现出 5 年前我第一次见她的场景。

那时的纪博雅，虽然面容年轻，但是全身上下携带着的焦虑和抑郁，就像一团乌云般笼罩着她。而眼前的纪博雅，和 5 年前相比，眉梢眼角之间固然多了些岁月的印迹，然而，全身上下流动着的那种生命力、新鲜感，也是 5 年前的她远远无法企及的。

我衷心赞赏道："博雅，你需要感谢的是你自己。这些日子以来，勇敢面对你问题和解决你问题的人，始终是你自己，我起到的主要是一个陪伴作用。是你自己向前跑的，你的顽强，你的执着，你的认真，都值得我好好学习。"

"是的，"纪博雅笑道，"我也要谢谢我自己。"

她想了想，又说道："我还要感谢我父母。"

"当我意识到我的成长、我的力量的时候，我想到了，我的父母必然是爱我的，他们已经尽其所能了，而且，我必然曾经感受到了那部分爱，虽然我以为我没感受到过。要不然，我的这些优点、我的这些生命力是从何而来的呢？"

"我虽然遭受到了很多挫折，但是我每次的反应仍然是不肯放弃。

如果不是因为我父母给了我一些什么，让我对这个世界有信心，我怎么会这么顽强？"

"我父母给我的爱，很可能被我当作理所当然而忽略了，但我确实还是得到了。"

"有关在他们那里没得到的部分，我现在看看，也是有意义的，这就像母狐狸把小狐狸丢在冰天雪地里，训练它独自生存的能力一样。我通过了寒冷的考验，这样的训练让我变得坚韧，变得独立，学会了很多东西，使得我在遇到挫折的时候，虽有沮丧，但最终还是能够面对一切，依旧成长、成熟。"

纪博雅说到这里又笑起来："朱医生，我们机构最近新来了一个咨询师，她在很短的时间内，就和大家把关系都搞砸了。很多同事都觉得她让人头疼，领导也和她沟通有问题，她自己也很苦恼，觉得自己并没有干什么，怎么就这样了？"

"看看她，我再看看自己，忽然觉得，我爸妈对我的养育方式还挺不错的。正是因为我幼年时代在爷爷家的遭遇，没人替我出头，只能自己解决，所以使我学会了观察环境，审时度势。回避矛盾，总比自不量力被'枪打死'好。哈哈哈，所以，我现在是发自内心地和我父母和解了。世上没有完美的父母，他们已经尽了他们的力量。我以后的道路，由我自己负责。"

纪博雅说到这里，特别加重语气道："这个负责，不仅仅是对经济状况的负责，还指对我自己心理状况的负责。"

"我已经完完全全成为一个成人了。我不再期望依赖任何人，不管是我的父母，还是不知道在哪里的会出现的未来的恋人。"

"我完完全全都是我自己的，我的生活，我的喜怒哀乐，均由我自己负责。"

"我会像一个成人那样，去主动追求我想要的，而不是继续坐在那里等待或忍受；或者只等着别人来指定我的努力方向，来给我命题，由我负责回答；或者等着别人对我接纳。我为自己行为的一切后果负责，不怕犯错，错了就改。"

"古龙的书里有一个叫'风四娘'的人物，古龙写她，说她喜欢各式各样的刺激。她喜欢骑最快的马、爬最高的山、吃最辣的菜、喝最烈的酒、玩最利的刀、杀最狠的人。我没风四娘那么豪爽，但我也不想再生活得像以前一样憋屈。我给自己制定的生活目标是：穿最美丽的衣服，吃最美味的食物，看最美妙的风景，睡最美好的男人！"

"以前我虽然已经活了很久，但几乎像是没有真正活过。余生，我准备按照我的心意有声有色地度过。我想，我终将得到幸福，因为我已经开始幸福了。"

"完全依靠自己、接纳自己的人，必然有最完满的快乐。"我面对纪博雅，念出了贴在我咨询室墙上的叔本华所说的这句话。

纪博雅朗声而笑："是的，完全依赖自己、接纳自己的人，必然有最完满的快乐，那是因为，他不再将注意力放在外界的给予和许可上，他解放了自己的心灵，得到了最大的自由。"

"我自由了，所以我感到了轻松和快乐！"

看着眼前神采飞扬的纪博雅，我想，现在应该是结束这次咨询的最佳时机了。

我注视着纪博雅，放下手中做咨询记录的笔，认认真真地为她鼓掌："博雅，2012 年即将结束了，在这一年里，我欣喜地看到了你基本处理完了困扰你多年的情感问题，看到了你人格的完善和成长。作为一个这个历程的陪伴者，我深觉与有荣焉。"

"我感谢你对我的许可，许可我进入你心灵世界进行探索，许可我对你进行陪伴。和你在一起所做的工作，也增强了我作为一名心理咨询师的信心。"

"祝福你，祝你在 2013 年得到你想要的幸福！"

2012 年 12 月底，在我和纪博雅这次谈话后不久，纪博雅和林世伟办理了离婚手续，结束了两人之间持续 5 年多悬而未决的关系。她发微信告诉我，自从她离婚后，就立刻有亲朋为她介绍男友，但均被她婉拒。

纪博雅说，经过 2012 年下半年的心理咨询，她对自己有了新的认识，确信了自己的价值，也明白了自己在和男人的关系中寻找的是什么，她不会再像从前那样将就自己的感情。她认为自己的花园还没有准备好开放，但她自信，会有繁花锦簇的那天。

在 2013 年全年中，我和纪博雅的咨询还在继续，但已经不再是围绕着"蒋霍然"的主题进行了，而且，频率也大大降低，降到了一两个月一次的地步。博雅的状态越来越好，工作方面的成绩也越来越显著。

这期间，纪博雅也告诉我，蒋霍然又来联系过她几次，但她都没有那样痛苦挣扎了。她心底虽有怅然，但已经不再留恋。她没有再去和他见过面。

2013 年年底，有一天，纪博雅神情异样地走入我的咨询室，脸上有兴奋，也有欲说还羞，终于，她开口道："朱医生，我可能要谈恋爱了……"

纪博雅说："我感觉就像奇迹一样，当我确实能做到从心理上断绝对那些不合适对象的期望后，我想要的人就来了。"

纪博雅遇到一位年轻的男士，这位男士依旧比她小十岁以上，但是为人处事、谈吐志向却和纪博雅水平相仿，他俩是在博雅的一次外出学习中认识的，两个人因为共同的志向相谈甚欢。对待这份关系，博雅有喜悦，但也仍然残存一些旧日的迷茫和慌张。

这一次，"姐弟恋"的问题已经不再是她的困扰，只是，她自己意识到，在她心底，依旧有想和对方"演一场电影"的倾向，她也向这位男士进行了这方面的试探，这位年轻的男士没有配合她的"勾引"。

这位男士的"不配合"，让纪博雅感到失落，但更多的，却是如释重负；她感到，自己这次遇到的，才是她一直期望得到的，甚至比她预想能得到的更珍贵的事物。

在这次的交往中，纪博雅第一次体会到真正的"恋爱"的感觉。

这是一次，不为物质、不为生理欲望，甚至未必能保证什么结局；然而，却是一次以诚相待、互相欣赏、一起前行的旅程。

在这个旅程中，纪博雅依旧有苦恼、有困惑，过去的那种心理——希望对方是个理想化的男人，同时，要求自己是个理想化的女人，还会时不时跳出来；而两个人之间，也会有矛盾和冲突；但是，她会学着用过去在心理咨询中学到的知识来处理这些问题，接纳、理解、关心自己，也接纳、理解、关心对方。

在接下来一年多的时间里，纪博雅在我的咨询室里讲述着她这段关系中的困惑和烦恼，有时会哭，有时会笑，但从来不变的，是她的真诚、坦然和勇敢。

随着心理咨询 的进展，博雅的感情渐入佳境。2016 年的一天，她对我说："朱医生，今天我们确定关系了。我很感谢您，一直在为我保驾护航。我也很感谢他，说实在的，他确实为了这段关系承担了很多。我也感谢我自己，关系的确定，只是刚开始，我钦佩我有勇气，再次进入一段真实的烟火人间。"

"不过，这次我可以确定，我是纯粹的。"

"我是真的在爱、在生活、在关系里；而不是在交换、在做梦、在自说自话。"

"上天待我不薄，我想要什么，它就给了我什么，只是，没让我那么轻易地得到，您说，这算不算是因为我对了，所以才吸引来'对'的人了？"

我微笑，反问她："你错过吗？"

纪博雅笑了，她的笑容温煦如春风，她笑着说："我并不执着于得到，但我也不会轻言放弃。我不会掩饰我的感情，但我也不会刻意渲染我的感情。这就是我现在的做法。"

"愿意爱我，发自心底欣赏我，认为这段关系非常珍贵，值得建立与维护它的人，就是我的伴侣；觉得无法承受这段关系所附带的那些额外之重的人离开。真正的爱不会被错过，也不需要勉为其难去争取。"

"所有的经历都不是'错'，而是一个人获得幸福之前必经的学习道路。"

我再次为纪博雅鼓掌，同时，我也发自心底感到欣慰。

理论上的了解，不是真的了解；行为上的变化，才是真正的改变。

纪博雅的行为已经发生了天翻地覆的变化，她现在已经能够把注意力放在体会当下这刻，而不是像从前那样时时刻刻希望得到"自己没有错"的证明；她已经能够正确坚持自我，温和而坚定地前进；而不是像从前那样，要么是表现出自大，要么是表现出自卑，对他人的不同意见总是反应过度。

我认为，纪博雅的行为改变，是真正的咨询效果的体现；这不是用嘴说的，而是生活里切切实实地展现。

我非常喜悦。

纪博雅想获得爱情，她去正确地寻求了，于是她就得到了。

愿我们每个人，都能如此实现心中的梦想。

后　记

感谢您的阅读，不知您读完这本书后，是不是如我期望的那样，对心理咨询的真实过程有了一个直观的了解呢？

正如本书前言所叙述的那样，我非常想从头到尾完整地呈现一个心理咨询的案例。

我想通过这个案例，给新手心理咨询师吃一颗定心丸，让他们对自己帮助来访者的能力树立信心。我想通过这个案例，为那些类似本书的主人公"纪博雅"那样为情感困惑的中国女性提供一本可以参考的读物。此外，我还希望能通过这本书，让对心理咨询充满好奇的普通读者可以一窥心理咨询的真实面目。

承蒙我最亲密的朋友"朱医生"和"纪博雅"的帮助，为了支持我实现这个目的，她们俩为我提供了最详尽的资料，"朱医生"为我提供了整个咨询过程的逐字文稿和事后对咨询过程的反思，"纪博雅"则提供了她关于这个咨询的大量的日记、笔记和咨询心得。这帮助我完成了本书。

然而，一个真正的心理咨询过程，其内容是相当烦琐、庞杂的，来访者有时候会反反复复重复那些她其实已经对你讲了不止一遍的内容，而再有趣的内容在这样的反复后，总会让人感到枯燥和心烦意乱。而实际中，如果不是因为来访者们的实际情况确实如此让人心烦意乱，他们也不会最终选择寻求心理咨询帮助这条道路。

一本知识再丰富的书，如果无法让人阅读，那就失去了传播知识的功能。为了增添本书的可读性，本着阅读流畅和线索清晰的原则，我对原书稿进行了适当取舍，删减了一些反复重复、容易让读者失去阅读兴趣的部分，也增加了一些原书稿中没有的对来访者内心的探索。

我希望经过这样的修改，能使更广大的读者得以了解心理咨询的真实面貌，消除对心理咨询的误会，能在需要得到帮助的时候，寻找到合适的咨询师的帮助。

我也希望新手咨询师们在阅读这本书后，能够加强对自己工作的自信，鼓舞自己坚持在自己选定的这条助人之路上走下去，在行走的过程中少一些对自己的怀疑、少一些内心的无助和彷徨，能对自己有这样一个认识："我并不是什么都做不了。"能够坚信："即使我们的理论还不够丰富，技巧还不够纯熟，但只要我怀抱着一颗对工作认真负责的心，全心全意地对来访者尊重、关心和接纳，真诚地去了解他/她、陪伴他/她，我就会帮助到他/她！"

我还希望那些类似本书主人公"纪博雅"的、为情感所困的中国女性们，在阅读完本书后能认识到："这个世界上，像我一样遇到这些问题的，不仅仅是我一个人。""我的人生并不是已经毫无希望，只要我愿意，我总能找出办法来的，我总能解决我的困境。虽然这个过程会有些长，但结果是值得的！"

最后，要特别致意王玉荣编辑对我和本书的赏识，以及温兴煜先生对我的支持，正是得益于他们耐心、反复地对本书书稿的阅读，以及不厌其烦地提出修改意见，才使本书得以目前的形式面世。感谢所有帮助心理咨询事业普及的朋友和同事们！